科学出版社"十四五"普通高等教育本科规划教材配套教材

医药物理学实验

第 5 版

侯俊玲 黄 浩 王 勤 主编

科学出版社

北京

内 容 简 介

本教材《医药物理学实验》是与科学出版社"十四五"普通高等教育本科规划教材《物理学》及《医学物理学》紧密结合的配套实验教材。全书由多所高等医药院校的专家、教师参编,结合目前医药院校医学物理学的新进展及深化教学改革的需要,充分考虑医药类各专业特点,在多年教学实践及教学改革基础上编写而成。教材选取了 22 个与医药密切相关的物理学实验,既考虑到物理学自身的知识面,又力求贴近医药学方面的相关知识,每个实验都注重理论与实践相结合,在深度和难度上与普通高等医药院校学生的知识结构相适应。实验中既有体现基本物理训练的实验内容,又有提高综合性医药学应用实验以及模拟仿真实验。总体设计着重加强学生在实验方法、实践技能方面的训练和培养创新能力,以适应现代医药卫生事业发展的需求。

本教材适用于全国高等医药院校的中药学、制药学、药学、中医学、中西医临床医学、康复学、护理学、检验学、影像学、生命科学、卫生管理学等专业学生使用,也可供成人教育、远程教育等相关专业的学生及科研人员使用参考。

图书在版编目(CIP)数据

医药物理学实验 / 侯俊玲,黄浩,王勤主编. —5 版. —北京:科学出版社, 2022.6

科学出版社"十四五"普通高等教育本科规划教材配套教材

ISBN 978-7-03-072175-4

Ⅰ. ①医… Ⅱ. ①侯… ②黄… ③王… Ⅲ. ①医用物理学-实验-医学院校-教材 Ⅳ. ①R312-33

中国版本图书馆 CIP 数据核字(2022)第 073221 号

责任编辑:郭海燕 / 责任校对:申晓焕
责任印制:霍 兵 / 封面设计:蓝正设计

科 学 出 版 社 出版
北京东黄城根北街 16 号
邮政编码: 100717
http://www.sciencep.com

石家庄继文印刷有限公司 印刷

科学出版社发行 各地新华书店经销

*

2003 年 7 月第 一 版 开本:787×1092 1/16
2022 年 6 月第 五 版 印张:7 3/4
2024 年 1 月第二十七次印刷 字数:229 000

定价:38.00 元
(如有印装质量问题,我社负责调换)

第 5 版前言

随着科学技术的进步与更迭,物理学的发展为医学的现代化提供了更为广阔的科学方法与科学手段。医药物理学实验在医药教育中发挥着重要的作用,是医药院校的学生学习其他专业课程的必备基础,该课程可以帮助学生树立正确的科学思维模式,建立科学的研究方法和手段。

医药物理学实验是物理学与医药学相结合所形成的交叉学科,是以实验为基础的学科,通过做实验来观察实验现象,学生可对实验现象做出科学的分析与判断,可对实验结果进行高度的总结和概括。做实验还可以进一步培养学生的分析问题、解决问题的能力和独立思考能力。

本教材是根据教育部对医药院校各专业的医药物理学教学大纲的要求,为适应我国高等医药院校物理学现代化教育的需要而编写的,适合"十四五"时期的一本实验教材。

本教材考虑到医药院校的特点及学时数的限制,把实验内容及特点重新进行了全面的整合、提炼和归纳,重点编排了 22 个实验内容,有的实验内容中还包含了 2~3 种实验方法。其内容重点体现医药学特色,紧跟现代医药学发展的时代步伐,具有一定的创新性与实践性,丰富和发展了物理学技术在医药领域中的应用,切合教育部《关于普通高等教育教材建设与改革的意见》。

本教材实验题目安排合理、有序、层次清晰,注重易读性及渐进性,注重培养学生的动手能力与创新思维能力,同时巩固和加深学生的物理学理论知识,扩大物理学知识在医药领域的应用。

本教材适用于全国高等医药院校的中药学、制药学、药学、中医学、中西医结合临床、康复学、护理学、检验学、影像学、生命科学、卫生管理学等专业学生使用,也可供成人教育、远程教育等相关专业的学生及科研人员使用参考。

本教材的编写是各医药院校同仁尽心竭力倾心打造的结果,同时也承蒙参编院校领导的大力支持,在此表示衷心的感谢!由于编者水平有限,书中难免有不妥之处,敬请读者批评指正。

编 者

2022 年 3 月

目　　录

绪　论

物理学是研究物质运动最基本、最普遍规律的科学,也是现代医学的基础,它的理论和实验方法被广泛地应用于医学研究中,并且正在积极地推动着医学的发展。物理学又是一门实验科学,其规律的发现和理论的建立,都必须以严格的物理学实验为基础。因此,要掌握现代医学科学知识和技术,就必须具备一定的物理学理论、物理实验的方法和技能。在高等医学院校中,"物理学实验"是配合"物理学"而开设的相对独立的一门课程。本课程除包含了常规大学物理实验的一些基本内容外,还安排了一些与医学、药学、生命科学联系较为密切的实验内容。它与理论课相辅相成,开设目的在于培养学生们严谨的科学作风,使他们能获得在今后实际工作和医学理论研究中所必需的物理学知识、实验技能;并为进一步运用这些知识和技能解决医学实践中的相关问题奠定基础。

第一节　物理学实验的目的和主要环节

一、物理学实验的目的和任务

物理实验课程的教学是以使学生掌握物理实验的基本功,达到培养高素质创新型人才为目的的,概括起来,应达到以下三个基本要求:

(1)通过实验使学生直接观察物理现象,进一步分析和研究物理现象,探讨其产生原因及规律,巩固和加深对物理现象及规律的认识。

(2)通过实验使学生熟悉仪器的结构性能和操作方法,学会正确地使用仪器,学会科学地处理实验数据,掌握物理实验的方法,提高实验技能。本门课程所涉及的仪器大多都与医药学科研和实际工作有关,涉及的一些实验方法也可以直接应用于医药学研究之中。因此,通过这些实验,还应该为学生们的后续课程学习以及日后工作和科研打下良好的基础。

(3)通过实验培养学生严肃认真、细致谨慎、实事求是的科学态度。

高等医药院校中,学生们进行物理实验也是真正理解和掌握物理理论的重要手段。只从书本上得到的知识往往是不完整的、不具体的。只有通过实验,才能使抽象的概念和深奥的理论变成具体的知识和实际的经验,变为解决实际问题的有力工具。因此,要真正理解和掌握物理理论,只从课堂上学习是不够的,还必须到实验室去进一步学习。亲自动手,亲自体会,才能真正学到具体的、与医药学相关的,并且可以直接应用于医药学实际中的物理学。

二、物理学实验的主要环节

与其他课程的学习有所不同,为了很好地完成每一次物理实验,并有所收获,需要掌握一定的方法。这些方法包括:实验之前必须认真预习,实验过程中应该认真操作,实验之后认真总结,并提供完整准确的实验报告。对这三个主要环节的具体要求如下:

1. 课前预习

预习是上好实验课的基础和前提。没有预习,或许可以听好一堂理论课,但绝不可能完成好一次实验课。预习的基本要求是：详细阅读实验指导书，明确实验目的，弄懂实验原理，了解实验方法；对实验仪器的性能和使用方法有初步认识；明确实验步骤和注意事项，避免盲目操作、损坏仪器。有些实验还需要翻阅一些参考书。通过预习，应对即将做的实验有一个初步的了解。然后写好一份预习报告(包括实验目的、原理、步骤、电路或光路图及数据表格等)。预习报告中的数据表格很重要，通常是真正理解了如何做实验时，才能画好这个表格。表中要留有余地，以便有估计不到的情况发生时能够记录。直接测量的量和间接测量的量在表中要清楚地分开，不应混淆。

2. 实验室中的实验操作

通过实验操作，可以对物理现象进行观察和研究，增强对理论知识的理解，促进实验技能的提高。实验操作过程也正是实验课的主体环节。

进入实验室必须详细了解并严格遵守实验室的各项规章制度。操作前先认识和熟悉实验所用仪器，并认真检查，了解仪器的性能和使用方法，按照实验步骤进行操作。在仪器调节时，应先粗调后微调；读数时，应先取大量程后取小量程。在涉及安全用电的实验中，必须经教师检查无误后才可接通电源。将测量数据填写在预习报告的表格内，再计算出必要的结果，若出现异常数据时，要增加测量次数。数据记录必须真实，绝不可任意伪造和篡改。这是科学工作者的基本道德素养。在实验过程中要十分注意各种实验现象。不仅对主要的现象、预先估计到的现象，做认真观察、仔细测量、工整记录；对于一些次要的现象、预先没有估计到的现象，也要注意观察和如实记录，最好还要进行分析和讨论。实验过程中要保持实验室的清洁。实验完成后，应整理好仪器设备，关好水、电、燃气等，方可离开实验室。

3. 填写实验报告

填写实验报告是培养实验研究人才的重要手段。实验报告也是实验全过程的最终总结。首先要认真细致地对实验数据做出整理和计算，对结果加以分析，在此基础上写出实验报告。实验报告应当真实而全面地记录实验条件和实验过程中得到全部信息。实验报告应包括的内容有：实验题头(包括实验题目、实验日期、时段、实验操作者及同组人姓名)；实验器材(包括仪器设备和实验材料等，要求写明仪器设备名称、型号、主规格和编号等，实验材料的样品名称、来源及其编号等)；实验目的(要求简单明了地写出几条)；简明的实验原理(包括相应的原理、公式、算法和实验方法，仪器设备的基本结构和测量原理等)；简要的实验步骤；实验数据及其处理(应包括填写于表格中的所测量数据，实验结果的计算，误差的计算等)；结果分析(必要时绘出图线)；记录实验室的环境条件，如室温、气压等与实验有关的外部条件；讨论总结；对相关问题的回答。

第二节 测量误差及数据处理

一、物理量的测量及测量误差

1. 测量的分类

物理定律和定理反映了物理现象的规律性。然而，这些规律通常由各种物理量间的数值关系来表达，验证和建立物理定律和定理通常要对物理量进行正确测量。所谓测量就是将待测的物理量与选定的同类单位量相比较。广义上讲，测量是人类认识世界和改造世界的基本手段。通过测量，人们对客观事物可以获得定量的概念，总结出它们的规律性，从而建立起相应的理论。

测量分为直接测量与间接测量两种类型。直接测量是直接用仪器或仪表读出测量的数值。例如，用米尺测量物体长度，用秒表测量时间，用温度计测量温度等。间接测量是由已知的定律、公式间接计算出的待测量。例如，通过直接测量出单摆的摆长 l，由公式 $T = 2\pi\sqrt{\dfrac{l}{g}}$ 求出单摆的周期 T，大多数物理量都是通过间接测量得到的。

2. 测量的误差及分类

理论上讲,物理量应该存在着客观上绝对准确的数值,称为真值。然而,实际测量时得到的结果值称为测量值。由于测量仪器、实验条件以及观察者的感官和测量环境的限制等诸多因素的影响,测量不可能无限精确,因此测量值只是近似值,测量值与客观存在的真值之间总是有一定的差异,我们把这一差异称为测量的误差。误差存在于一切测量之中,存在于测量过程的始终。讨论误差的来源、消除或减少测量的误差,是提高测量的准确程度,使测量结果更为可信的关键。

测量误差按其产生的原因和性质可分为系统误差和偶然误差两类。

（1）系统误差:这种误差是由于仪器本身缺陷（如刻度不均匀、零点不准等）、公式和定律本身不够严密、实验者自身的生理等因素造成的。系统误差可以通过校正仪器,改进测量方法,修正公式和定律,改善实验条件和纠正不正确习惯等办法尽可能加以减少。在通常的实验室中,实验条件一旦确定,系统误差也随之客观地确定了,多次重复测量不可能发现更不可能减少系统误差。

（2）偶然误差:这种误差是由许多不稳定的偶然因素引起的。例如,测量环境的温度、湿度和气压的起伏,电源电压的波动,电磁场的干扰,不规律的机械振动,以及测量者感觉器官的随机错觉等偶然因素产生的误差。误差偶然的存在使得每次测量值具有偶然性,即每一次测量时产生的误差大小和正负是不确定的,是一种无规则的涨落,看不出它们的规律性。对于同一被测物理量,在相同条件下进行多次测量,当测量的次数足够多时,则正负误差出现的机会或概率相等。或者说在测量的次数足够多的情况下,偶然误差服从一定的统计规律,测量结果总是在真值附近涨落。由于这种误差的偶然性,它是不可消除的,但是增加重复测量的次数,可以尽可能减少测量的偶然误差。

需要指出的是,误差和错误是两个完全不同的概念。错误是由实验者对仪器使用不正确、实验方法不合理,或者违犯操作规程、粗心大意读错数据、运算不准等原因导致的。客观上存在的误差可以设法减少,但是主观的错误和失误必须避免,相应的测量数据也应予以剔除。

二、直接测量量误差的计算

由于测量误差的存在,所以在直接测量中不可能确切地测出物理量的真值。为了确保测量的准确,要通过理论公式引入修正值、消除系统误差产生的因素、改进测量方法等手段尽可能对系统误差加以减少和修正。同时为了尽量减少偶然误差的影响,还需要进行反复多次的测量。一般情况下,各次测得的结果不同,那么什么量最接近真值,测量的准确程度怎么样,这些都是我们要讨论的问题。下面仅就偶然误差的情况进行讨论。

1. 算术平均值

前面说过,偶然误差虽然具有偶然性,但是在测量的次数足够多时,其整体服从一定的统计学规律,具体地说就是:

（1）各次测量之间没有直接关系,互相独立;

（2）各次测量的结果都落在真值附近,与真值偏离较大的机会很少;

（3）由于误差的偶然性,测量结果比真值大的机会与比真值小的机会相等,而当测量的次数足够多时,所得测量结果比真值大的和比真值小的数目相同。

设某物理量的真值为 n,对其进行了 k 次测量。各次的测量结果分别为 $N_1, N_2, \cdots, N_k$。则各次测量值与真值之间的差分别是 $\Delta n_1 = N_1 - n$,$\Delta n_2 = N_2 - n$,$\cdots$,$\Delta n_k = N_k - n$ 称为各次测量的测量误差,它们可能为正,也可能为负。如前所述,误差始终客观地存在于一切科学实验中,实验结果要求不仅要包括测量所得的数据,还应包括误差的范围。

根据偶然误差的规律性,当测量次数 k 足够多时,某次测量的结果比真值大了多少,在另外一次测量中会得到比真值小同样数值的结果。因此,当测量次数无限增多时,各次测量的结果与真值的差数可以成对互相抵消,即

$$\lim_{k \to \infty} (\Delta n_1 + \Delta n_2 + \cdots + \Delta n_k) = 0$$

或

$$\lim_{k \to \infty} [(N_1 - n) + (N_2 - n) + \cdots + (N_k - n)] = 0$$

进而可得

$$n = \lim_{k \to \infty} \frac{N_1 + N_2 + \cdots + N_k}{k}$$

上式表明无限多次测量结果的算术平均值就是该量的真值。

实际上,任何物理量的直接测量都只能进行有限次,在 k 为有限次的情况下,算术平均值不是真值,但它最接近真值,称为近似值或最佳值。因此,在不知道真值的情况下,通常将算术平均值作为测量结果代替真值 n,进行相应的运算和分析。算数平均值用 $\overline{N}$ 表示

$$\overline{N} = \frac{N_1 + N_2 + \cdots + N_k}{k}$$

2. 绝对误差与相对误差

通常的实验中将算术平均值 $\overline{N}$ 作为代替真值的测量结果,则算术平均值 $\overline{N}$ 与各次测量值 $N_1, N_2, \cdots, N_k$ 之差(误差理论中称为残差)的绝对值为 $\Delta N_1 = |N_1 - \overline{N}|$,$\Delta N_2 = |N_2 - \overline{N}|$,$\cdots$,$\Delta N_k = |N_k - \overline{N}|$ 常被称为各次测量的绝对误差。它近似地表示出各次测量值与真值之间的最大可能的偏离范围。

各次测量的绝对误差的算术平均值称为平均绝对误差,用 $\overline{\Delta N}$ 表示

$$\overline{\Delta N} = \frac{\Delta N_1 + \Delta N_2 + \cdots + \Delta N_k}{k}$$

$\overline{\Delta N}$ 越小,表示算术平均值与各次测量值之间差越小,说明测量值在真值附近散布的范围小;$\overline{\Delta N}$ 越大,说明这一散布范围越大。因此,$\overline{\Delta N}$ 近似地表示了测量结果与真值之间最大可能的偏离范围,可将 $\overline{\Delta N}$ 作为测量结果的绝对误差,它表示了测量结果的准确程度。

这样,最后实验测量结果表示为

$$N = \overline{N} \pm \overline{\Delta N}$$

上式的形式表示测量结果 n 在算术平均值 $\overline{N}$ 的附近正、负 $\overline{\Delta N}$ 这一范围内,但并不排除某次测量值在此范围之外的可能性。

一般的,绝对误差可以大致表明测量结果的准确程度,但不能确切反映测量质量的好坏。例如,测量 1m 长的物体误差为 1mm,测量 1mm 长的物体误差为 0.1mm。两者比较,显然前者测量质量优于后者,但是前者的绝对误差却大于后者。所以不能单从绝对误差的大小来说明测量质量的优劣,需要采用其他方法来表示测量结果的准确程度,为此引入相对误差的概念。

将各次测量的绝对误差与真值之比

$$\frac{\Delta N_1}{n}, \frac{\Delta N_2}{n}, \cdots, \frac{\Delta N_k}{n}$$

称为各次测量的相对误差。平均绝对误差与真值(常用算术平均值代替)的比称为平均相对误差(或测量结果的相对误差),用 $\bar{\delta}$ 表示

$$\bar{\delta} = \frac{\overline{\Delta N}}{\overline{N}} \times 100\%$$

相对误差以百分数表示。有了相对误差之后,测量结果还可写作

$$N = \overline{N}(1 \pm \delta), \quad \bar{\delta} = \frac{\overline{\Delta N}}{\overline{N}} \times 100\%$$

在处理间接测量结果时这种表达方法更能显出优势。

例1　用游标卡尺测量金属圆柱体的直径,共测 10 次,各次测量的数值分别为 5.587mm, 5.589mm,5.585mm,5.579mm,5.591mm,5.593mm,5.587mm,5.587mm,5.588mm,5.582mm。求最后的测量结果。

解　算出平均值

$$\bar{d} = \frac{\sum_{i=1}^{10} d_i}{k} = 5.587\text{mm}, \quad k = 10$$

平均绝对误差

$$\overline{\Delta d} = \frac{\sum_{i=1}^{10} \Delta d_i}{N} = 0.003\text{mm}, \quad k = 10$$

平均相对误差

$$\bar{\delta} = \frac{\overline{\Delta d}}{\bar{d}} \times 100\% = 0.05\%$$

测量结果为 $d = (5.587 \pm 0.003)\text{mm}$。

3. 偶然误差的实际估算

偶然误差的出现,从表面上看似乎纯属偶然,然而,重复多次测量时会发现,偶然之中表现出一定的规律性。我们可以利用这种规律对某一组直接测量结果做出偶然误差的误差估算。理论和实践都证明,当测量次数 k 足够多时,对一组较精确测得的数据而言,其偶然误差服从正态分布(高斯分布)。与之相应的有一个特征值

$$\sigma = \sqrt{\frac{\sum_{i=1}^{k} (\Delta n_i)^2}{k}} = \sqrt{\frac{\sum_{i=1}^{k} (N_i - n)^2}{k}} \quad (k \longrightarrow \infty)$$

σ 称为测量值 $N_1, N_2, \cdots, N_k$ 的总体标准偏差。这是一个 $k \longrightarrow \infty$ 时的理论值。它表明这组测量值中任意一个值 N_i 落在 $(n - \sigma, n + \sigma)$ 区间中的概率 P,这个概率值的大小是 68.3%。

在实际测量中,通常不知道真值,而且测量次数有限,我们只能用残差代替误差计算。这时,对一组测量 $N_1, N_2, \cdots, N_k$ 值总体标准偏差的估计值,由贝塞尔公式给出

$$S = \sqrt{\frac{\sum_{i=1}^{k} (N_i - \bar{N})^2}{k-1}}$$

S 称为实验标准偏差。它代表这组测量值中各测量值所对应的标准误差,它是 $k \longrightarrow \infty$ 时,σ 的一个估计值。

从统计意义上讲,$\bar{N}$ 作为测量值中的最佳估计值应比每一测量值 N_i 都更接近于真值 n,经理论推导得到算数平均值 $\bar{N}$ 的实验标准偏差为

$$S(\bar{N}) = \sqrt{\frac{\sum_{i=1}^{k} (N_i - \bar{N})^2}{k(k-1)}} = \frac{S}{\sqrt{k}}$$

它表明在 $[\bar{N} - S(\bar{N}), \bar{N} + S(\bar{N})]$ 范围内包含真值 n 的概率为 68.3%。

三、间接测量量的误差

在物理学实验中,大多数测量是间接测量,即被测量值是由多个直接测量值通过一定的函数计算得出的。例如,要测一个均匀小球的密度 ρ。先用游标卡尺测出它的直径 d,利用体积公式算出

其体积 $V = \dfrac{\pi}{6}d^3$，再用托盘天平测出它的质量 m，根据密度公式求得其密度 $\rho = \dfrac{6m}{\pi d^3}$。直接测量量 d、m 都含有误差，因此间接测量的结果 ρ 也必然有误差。这一类问题可应用误差传递规则来进行处理。下面讨论如何根据直接测量量的误差求得间接测量结果的绝对误差和相对误差。为方便起见，只讨论由两个直接测量的量得出的间接测量结果的误差。设 A、B 为两个直接测量量，N 为间接测量量，它们之间函数关系为

$$N = f(A, B)$$

两个直接测量量为

$$A = \bar{A} \pm \overline{\Delta A}, \quad B = \bar{B} \pm \overline{\Delta B}$$

间接测量量的结果表示为

$$N = \bar{N} \pm \overline{\Delta N}$$

式中，$\bar{N} = f(\bar{A}, \bar{B})$ 称为间接测量量的算术平均值，是将各直接测量量的平均值代入公式后计算得出的。$\overline{\Delta N}$ 是间接测量量 N 的平均绝对误差，而间接测量量 N 的平均相对误差也为 $E = \dfrac{\overline{\Delta N}}{\bar{N}} \times 100\%$ 形式。

下面根据 N 与 A、B 的函数关系分几种情况来讨论间接测量量的 $\overline{\Delta N}$ 与 E。

1. 间接测量量是两个直接测量量的和或差（$N = A \pm B$）

将测量结果 $A = \bar{A} \pm \overline{\Delta A}$，$B = \bar{B} \pm \overline{\Delta B}$ 代入 $N = A \pm B$，得

$$N = \bar{N} \pm \overline{\Delta N} = (\bar{A} \pm \overline{\Delta A}) \pm (\bar{B} \pm \overline{\Delta B})$$

则

$$\bar{N} = \bar{A} \pm \bar{B}$$

$$\overline{\Delta N} = \overline{\Delta A} + \overline{\Delta B}$$

取结果的平均绝对误差 $\overline{\Delta N} = \overline{\Delta A} + \overline{\Delta B}$ 是考虑到测量的准确性最差的情况，是可能产生的最大误差。因此，和或差的平均绝对误差等于直接测量量 A 与 B 的平均绝对误差之和。

当 $N = A + B$ 时，间接测量量 N 的平均相对误差表示为

$$E = \frac{\overline{\Delta N}}{\bar{N}} = \frac{\overline{\Delta A} + \overline{\Delta B}}{\bar{A} + \bar{B}}$$

当 $N = A - B$ 时，间接测量量 N 的平均相对误差表示为

$$E = \frac{\overline{\Delta N}}{\bar{N}} = \frac{\overline{\Delta A} + \overline{\Delta B}}{\bar{A} - \bar{B}}$$

2. 间接测量量是两个直接测量量的积（$N = A \cdot B$）

这时

$$N = \bar{N} \pm \overline{\Delta N} = (\bar{A} \pm \overline{\Delta A}) \cdot (\bar{B} \pm \overline{\Delta B}) = \bar{A} \cdot \bar{B} \pm \bar{B} \cdot \overline{\Delta A} \pm \bar{A} \cdot \overline{\Delta B} \pm \overline{\Delta A} \cdot \overline{\Delta B}$$

于是得积的算术平均值为

$$\bar{N} = \bar{A} \cdot \bar{B}$$

略去带有因子 $\overline{\Delta A} \cdot \overline{\Delta B}$ 的项（因其值较小），考虑到可能产生的最大误差，则积的平均绝对误差为

$$\overline{\Delta N} = \bar{B} \cdot \overline{\Delta A} + \bar{A} \cdot \overline{\Delta B}$$

积的平均相对误差为

$$E = \frac{\overline{\Delta N}}{\bar{N}} = \frac{\overline{\Delta A}}{\bar{A}} + \frac{\overline{\Delta B}}{\bar{B}}$$

3. 间接测量量是两个直接测量量的商（$N = A/B$）

这时

$$N = \overline{N} \pm \overline{\Delta N} = \frac{\overline{A} \pm \overline{\Delta A}}{\overline{B} \pm \overline{\Delta B}} = \frac{(\overline{A} \pm \overline{\Delta A})(\overline{B} \mp \overline{\Delta B})}{(\overline{B} \pm \overline{\Delta B})(\overline{B} \mp \overline{\Delta B})}$$

$$= \frac{\overline{A} \cdot \overline{B} \pm \overline{B} \cdot \overline{\Delta A} \mp \overline{A} \cdot \overline{\Delta B} - \overline{\Delta A} \cdot \overline{\Delta B}}{\overline{B}^2 - \overline{\Delta B}^2}$$

略去带有因子 $\overline{\Delta A} \cdot \overline{\Delta B}$ 和 $\overline{\Delta B}^2$ 的项,考虑到可能产生的最大误差,则可得出商的算术平均值为

$$\overline{N} = \frac{\overline{A}}{\overline{B}}$$

商的平均绝对误差为

$$\overline{\Delta N} = \frac{\overline{B} \cdot \overline{\Delta A} + \overline{A} \cdot \overline{\Delta B}}{\overline{B}^2}$$

商的相对误差为

$$E = \frac{\overline{\Delta N}}{\overline{N}} = \frac{\overline{\Delta A}}{\overline{A}} + \frac{\overline{\Delta B}}{\overline{B}}$$

由此可见,乘除运算的相对误差等于各直接测量值的相对误差之和。

4. 方次与根的误差

由函数关系和乘除法的相对误差公式,可以证明:

若 $N = A^n$,则

$$\overline{N} = \overline{A}^n, \quad E = \frac{\overline{\Delta N}}{\overline{N}} = n \cdot \frac{\overline{\Delta A}}{\overline{A}}$$

若 $N = A^{\frac{1}{n}}$,则

$$\overline{N} = \overline{A}^{\frac{1}{n}}, \quad E = \frac{\overline{\Delta N}}{\overline{N}} = \frac{1}{n} \cdot \frac{\overline{\Delta A}}{\overline{A}}$$

再由相对误差导出平均绝对误差

$$\overline{\Delta N} = E \overline{N}$$

上述各种运算,可推广到有任意个直接测量值的情况。只要把直接测量量分组处理,然后再综合考虑,即可求出相应结果。例如,$N = \dfrac{AB}{CD}$,A、B、C、D 为直接测量量,可设 $X = AB$,$Y = CD$,而 $N = \dfrac{AB}{CD} = \dfrac{X}{Y}$。

另外,从以上结论可看到,当间接测量值的计算式中只含加减运算时,先计算绝对误差,后计算相对误差比较方便;当计算式为乘、除、乘方或开方运算时,先计算相对误差,后计算绝对误差较为方便。其他函数的误差传递公式,可应用微分法导出,我们不一一证明。现将常用公式列于表 0-1 中,以备查阅。

表 0-1　常用误差计算公式

函数表达式	绝对误差 $\overline{\Delta N}$	相对误差 $\overline{\Delta N}/\overline{N}$
$N = A + B$	$\overline{\Delta A} + \overline{\Delta B}$	$(\overline{\Delta A} + \overline{\Delta B})/(\overline{A} + \overline{B})$
$N = A - B$	$\overline{\Delta A} + \overline{\Delta B}$	$(\overline{\Delta A} + \overline{\Delta B})/(\overline{A} - \overline{B})$

函数表达式	绝对误差 $\overline{\Delta N}$	相对误差 $\overline{\Delta N}/\overline{N}$
$N = A \cdot B$	$\overline{B} \cdot \overline{\Delta A} + \overline{A} \cdot \overline{\Delta B}$	$\overline{\Delta A}/\overline{A} + \overline{\Delta B}/\overline{B}$
$N = A/B$	$(\overline{B} \cdot \overline{\Delta A} + \overline{A} \cdot \overline{\Delta B})/\overline{B}^2$	$\overline{\Delta A}/\overline{A} + \overline{\Delta B}/\overline{B}$
$N = A^n$	$\overline{nA^{n-1}} \cdot \overline{\Delta A}$	$n \cdot \overline{\Delta A}/\overline{A}$
$N = A^{\frac{1}{n}}$	$\frac{1}{n}\overline{A^{\frac{1}{n}-1}} \cdot \overline{\Delta A}$	$\frac{1}{n} \cdot \overline{\Delta A}/\overline{A}$
$N = \sin A$	$(\overline{\cos A}) \cdot \overline{\Delta A}$	$(\cot \overline{A}) \cdot \overline{\Delta A}$
$N = \cos A$	$(\overline{\sin A}) \cdot \overline{\Delta A}$	$(\tan \overline{A}) \cdot \overline{\Delta A}$
$N = \tan A$	$\overline{\Delta A}/\cos^2 \overline{A}$	$2\,\overline{\Delta A}/\sin \overline{2A}$
$N = \cot A$	$\overline{\Delta A}/\sin^2 \overline{A}$	$2\,\overline{\Delta A}/\sin \overline{2A}$
$N = kA\,(k\ 为常数)$	$k \cdot \overline{\Delta A}$	$\overline{\Delta A}/\overline{A}$

四、仪器的精密度和有效数字

1. 仪器的精密度

仪器的精密度(又称精度)是指在正确使用测量仪器时,所能测得的最小准确值,它一般由仪器的分度(仪器所标示最小化分单位)决定。例如,用毫米刻度尺测量物体的长度,其精密度就是1mm。

2. 有效数字

由于仪器精密度和误差的限制,测得的任何一个物理量的数值的位数只能是有限的。例如,用毫米刻度尺测量物体的长度,量得其长在 $35 \sim 36$ mm,经估算后读为 35.5mm,其中前两位是准确测出的,是可靠数字。最后一位即十分位是估读的,显然是可疑数字,也就是说,误差出现在十分位上。尽管十分位上有误差存在,但它在一定程度上还是反映了客观实际,因此也是有效的。由于十分位上已出现了误差,所以再往下写去,如 $35.56\cdots$mm,就毫无意义了,一般的可疑数字只估读一位,即估读出仪器分度值以下的一位数字。我们把测量结果中可靠的几位数字加上一位可疑数字统称为有效数字。例如, $L = 364.4$cm 是 4 位有效数字, $\rho = 2.35$ g · cm^{-3} 是 3 位有效数字。用有效数字记录测量值,不但反映了测量值的大小,而且反映了测量值的准确程度。对同一物理量的测量,仪器的精密度越高,测量值的有效数字的位数就越多。一个物理量的测量数值与数学上数值有着不同的意义。数学上 $1.57 = 1.570 = 1.570\,0\cdots$,而物理测量上 $1.57 \neq 1.570 \neq 1.570\,0\cdots$,因为它们反映的是用不同精密度的仪器得出的测量值。所以物理量测量值的有效数字的位数不能随意增减,少记会低估测量的准确程度,带来"附加"误差,使得测量结果的可信度人为地降低;多记则夸大了准确性,造成错误的概念。

关于有效数字还应注意以下几点:

(1)数字当中的"0"与数字后面的"0"都是有效数字。有效数字的位数与小数点无关,数字当中的"0"和数字后面的"0"均记入有效数字。而数字前面的"0"不是有效数字,如 0.026 110 是 5 位有效数字,20.050 1 是 6 位有效数字。

(2)有效数字的位数与单位换算无关。进行单位换算不能改变有效数字的位数。如,3km $\neq$ 3000 m,两者说明了不同的测量准确程度。前者是 1 位有效数字,而后者是 4 位有效数字。正确的写法是 3 km $= 3 \times 10^3$ m,其中 10^3 不计为有效数字,只用于定位表明单位。

(3)有效数字的四舍五入。有效数字通常采用四舍五入。例如,取 1.527 为 3 位有效数字时,应写作 1.53,取 2 位有效数字,应记为 1.5 。还有一种经常采用的方法,即"尾数小于 5 则舍,大于 5 则入,等于 5 则把舍入后的尾数凑成偶数"的法则,又称四舍六入五凑偶。如 2.615 取 3 位有效数字为 2.62(5 进上后凑成偶数)；13.205 取 4 位有效数字为 13.20(5 舍去后凑成偶数)；5.035 取 3 位有效数字为 5.04。本书采用四舍五入法。

(4) 常数(如 π、e、$\sqrt{5}$、$\frac{1}{3}$ 等)的有效数字。常数的有效数字为无限位，可根据具体问题适当选取，一般比测量值至少要多保留一位。

3. 有效数字的近似计算

实验结果量往往需要通过对直接测量的物理量进行计算才能得到。一般参加运算的各量数值的大小及有效数字的位数不同，经常会遇到中间数的取位问题。因此，根据有效数字中可疑数字只许保留一位以及尽量使计算简洁的原则，规定以下有效数字的运算法则：

(1) 加减法：诸数相加减时，所得结果的有效数字应以保留诸数中最高可疑的位数为标准(以下按四舍五入)，例如

$$58.61 + 0.231 + 587.0 = 645.8$$

$$4.26 - 0.0185 = 4.24$$

数字下面的"."表示该数字的可疑位。

(2) 乘除法：诸数相乘除时，所得结果的有效数字的位数应以诸数中有效数字位数最少的作为保留标准(以下按四舍五入)，例如

$$5.236 \times 1.3 = 6.8$$

$$5.423 \div 0.725 = 7.48$$

(3) 乘方与开方：有效数字进行乘方或开方运算时，所得结果的有效数字的位数与底数的位数相同，例如

$$\sqrt{15.7} = 3.96$$

$$7.65^2 = 58.5$$

(4) 三角函数：三角函数的有效数字的位数与角度的位数相同。例如

$$\cos 35.7° = 0.812$$

(5) 对数：对数的有效数字的位数与真数的位数相同。例如

$$\lg 19.28 = 1.285$$

下面我们举例说明，如何根据有效数字运算法则进行误差计算。

例 2　用米尺分别对圆柱体的高和直径做三次测量，结果如下

$$h_1 = 20.1\text{mm}, \quad h_2 = 20.4\text{mm}, \quad h_3 = 20.5\text{mm}$$

$$D_1 = 5.1\text{mm}, \quad D_2 = 5.3\text{mm}, \quad D_3 = 5.3\text{mm}$$

求圆柱体的高、直径和体积测量结果的平均值、平均绝对误差、相对误差并做出结果表示。

解　直接测量的平均值为

$$\bar{h} = \frac{1}{3}(20.1 + 20.4 + 20.5) = 20.3(\text{mm})$$

$$\bar{D} = \frac{1}{3}(5.1 + 5.3 + 5.3) = 5.2(\text{mm})$$

直接测量的平均绝对误差为

$$\overline{\Delta h} = \frac{1}{3}(|20.1 - 20.3| + |20.4 - 20.3| + |20.5 - 20.3|) = 0.2(\text{mm})$$

$$\overline{\Delta D} = \frac{1}{3}(|5.1 - 5.2| + |5.3 - 5.2| + |5.3 - 5.2|) = 0.1(\text{mm})$$

直接测量的相对误差为

$$E_h = \frac{\overline{\Delta h}}{\overline{h}} = \frac{0.2}{20.3} = 1\% , \quad E_D = \frac{\overline{\Delta D}}{\overline{D}} = \frac{0.1}{5.2} = 2\%$$

直接测量的结果表示为

$$h = \overline{h} \pm \overline{\Delta h} = (20.3 \pm 0.2)\,\text{mm}, \quad D = \overline{D} \pm \overline{\Delta D} = (5.2 \pm 0.1)\,\text{mm}$$

$$E = 1\% , \quad E = 2\%$$

间接测量的平均值为

$$\overline{V} = \frac{1}{4}\pi \overline{D}^2 \overline{h} = \frac{1}{4} \times 3.14 \times 5.2^2 \times 20.3 = 4.3 \times 10^2 (\text{mm}^3)$$

相对误差为

$$E_V = \frac{\overline{\Delta V}}{\overline{V}} = 2\frac{\overline{\Delta D}}{\overline{D}} + \frac{\overline{\Delta h}}{\overline{h}} = 2 \times 2\% + 1\% = 5\%$$

平均绝对误差为

$$\overline{\Delta V} = \overline{V} \times \frac{\overline{\Delta V}}{\overline{V}} = 4.3 \times 10^2 \times 5\% = 0.2 \times 10^2\,\text{mm}^3$$

结果表示为

$$V = \overline{V} \pm \overline{\Delta V} = (4.3 \pm 0.2) \times 10^2\,\text{mm}^3, \quad E_V = 5\%$$

五、实验数据的处理方法

1. 列表法

对于实验所得的测量数据,通常要画出表格进行记录。这种方法可以把物理量之间的对应关系表示得清楚明了,便于检查测量结果是否合理,有助于分析物理量之间的规律性。而且可随时检查测量数据是否合理,便于及时发现和纠正错误,提高处理数据的效率。

设计记录表格要合理,列表要简单明了,表中每行(或每列)之首位应标明其物理量和所用单位,然后将测量数据分类填入表格中。表中的数据要正确反映出测量结果的有效数字,以表明测量的准确程度。若为间接测量量,还应列出计算公式。此外,实验时间、环境温度、气压等也可记录于表格之首,以便参考。表中不能说明的问题,可以在表下附加说明。

2. 图示法

许多情况下,实验所得数据是表示一个物理量(因变量)随另一个物理量(自变量)而改变的关系。这些对应关系的变化情况,通常可以直观地用图表法将它们以曲线的形式描绘出来。

作图是研究物理量之间的变化规律,找出对应的函数关系,以及求出经验公式的最常用的方法之一。通过作图,有助于方便地求出所需要的某些实验结果。比如,对直线 $y = ax + b$,由图上的斜率可求出 a,由截距可求出 b。作图还易于发现试验中的测量错误,由于图线是依据许多据点描出的平滑曲线,因此对测量的数据有修正作用,具有多次测量取平均值的意义。此外,在图中曲线上能够直接读出没有进行测量的点,而且在一定条件下,可以从图中曲线的延伸部分演绎出测量范围以外的情况。因此,作图法处理数据具有许多优点。然而,要正确描绘出一条实验曲线,必须注意以下的作图规则。

(1)一般以横轴表示自变量,纵轴表示因变量。在坐标轴的末端还应表明所示物理量的名称、单位,在图的下方标出图名。

(2)根据情况选用合适的坐标纸,如直角坐标纸、对数坐标纸或极坐标纸等。确定坐标纸的大小及坐标轴的比例。图纸的大小应根据测量数据的有效数字来选择,使测量数据中的可靠数字在图上也是可靠的,即图中的一个小格对应数据中可靠数字的最后一位,数据中的一位可疑数字在图中应是估计的。坐标轴相对比例的选择不必强求一致,以图线不沿某一坐标轴延伸或缩在图上一角为原则,使整个图线比较均匀地充满整个图纸。横轴与纵轴的比例可以不同,坐标轴的起点也不一定非取零值。

(3) 根据测量的数据,用"×"或"＊"等符号在图上标出各点的坐标。符号要用尺和尖笔清晰而准确地标出,符号的中心对应实验数据点的准确位置。同一图纸上不同的曲线应使用不同的符号。即便图纸画好后,符号也不应擦去,以便复核及保留数据记录。各点标出后,应用直尺或曲线尺把各点连成光滑的曲线。由于误差的影响,曲线不一定通过所有的点,只是要求曲线两边的偏差点有比较均匀的分布,个别偏离较大的点应舍去或重新测量。图线不宜画得过粗,以致看不清标出的点,更不能为使每个标出的点都在图线上而把它们连成折线。

(4) 曲线的直线化。对于较复杂的函数关系,由于它们是非线性的,所以图形都是曲线,不仅由曲线上求值不方便,而且难以从图中判断结果是否正确。因此,常选用不同的变量来代替原来的变量(称为变量置换法),将曲线改直。例如,对 $xy = k$,可以将 x-y 曲线改为以 y 和 $\frac{1}{x}$ 为轴的 y-$\frac{1}{x}$ 图线,则曲线变成了直线。

总之,作图法有许多优点,但作图求得的值准确性不太高,有效数字位数不能太多是它的主要缺点。

3. 线性拟合法

当需要从实验数据出发列出经验方程时,最常用的方法是用最小二乘法经线性拟合(或称最小二乘法线性回归)求得回归方程。下面对这种方法作一个简单的介绍。

先假定所研究的两个物理量 x 和 y 之间存在着线性相关关系

$$y = a + bx \qquad\qquad ①$$

称为回归方程。

现有测得的数据组为 $(x_i, y_i)(i = 1, 2, \cdots, n)$,问题是如何测定系数 a、b,使其符合给定的拟合优劣准则,使下式为最小

$$\sum_{i=1}^{n} [y_i - (a + bx_i)]^2 \qquad\qquad ②$$

令 $f(a,b) = \sum_{i=1}^{n} [y_i - (a + bx_i)]^2$,由数学知识可知,上面的问题为求以 a、b 为自变量的二元正值函数 $f(a,b)$ 的最小值问题。将式②分别对 a、b 求偏导数,并令其为 0,解得

$$b = \frac{x_0 y_0 - (xy)_0}{x_0^2 (x^2)_0}$$

$$a = y_0 - bx_0$$

当 a,b 分取此值时,就可使 $f(a,b)$ 为最小,其中

$$x_0 = \frac{1}{n} \sum_{i=1}^{n} x_i, \quad y_0 = \frac{1}{n} \sum_{i=1}^{n} y_i$$

$$(xy)_0 = \frac{1}{n} \sum_{i=1}^{n} x_i y_i, \quad (x^2)_0 = \frac{1}{n} \sum_{i=1}^{n} x_i^2$$

将所求得的 a、b 代回式①,便得到了所需的回归方程。

【思考题】

1. 产生测量误差的主要原因是什么? 如何才能减少测量的误差?

2. 尾数的舍入法则与"四舍五入"法有何不同?

3. 5 次测得小球质量(单位:g)分别为:2.107 4,2.107 9,2.107 5,2.107 6,2.107 4,求小球质量的平均绝对误差和平均相对误差,并写出结果表达式。

4. 5 次测上述小球的直径(单位:cm)分别为:1.206,1.204,1.205,1.206,1.205,求小球体积的

平均值、平均相对误差、平均绝对误差。

5. 求上述小球密度的平均值、平均相对误差、平均绝对误差,写出小球密度的结果表达式。

6. 0℃时空气中声速为$(331.63\pm0.04)\ \mathrm{m\cdot s^{-1}}$,试求其平均绝对误差和平均相对误差。

7. 说明下列各数有效数字的位数

$0.005\ 400$ 1.28 8100 $3.007\ 4$ 0.018 5.310×10^{-2} 7.347×10^{5} 5.8×10^{8}

8. 用有效数字运算法则计算下列各式

(1) $93.500-1.501+20=$

(2) $6.11\times0.100=$

(3) $623.4\div0.10=$

(4) $(62.5-61.5)\times200=$

实验一　基　本　测　量

一、游标卡尺和螺旋测微计

【实验目的】

（1）掌握游标卡尺和螺旋测微计的读数原理。

（2）学会游标卡尺和螺旋测微计的使用方法。

（3）运用已掌握的误差理论和有效数字的运算规则完成实验数据处理,并分析产生误差的原因。

【实验器材】

游标卡尺、螺旋测微计、待测物体。

【仪器描述】

长度是基本物理量。从外形上看,各种测量仪器虽然不同,但其标度大都是按照一定的长度来划分的。例如,用各种温度计测量温度,就是确定水银柱面在温度标尺上的位置;测量电流或电压的各种仪表,就是确定指针在电流表或电压表标尺上的位置。总之,科学实验中的测量大多数可归结为长度测量。长度测量是一切测量的基础,是最基本的物理测量之一。

常用的测量长度的量具有米尺、游标卡尺、螺旋测微计和读数显微镜等。它们的测量范围和测量精度各不相同,学习使用时,应注意掌握它们的构造特点、规则性能、读数原理、使用方法以及维护知识等,以便在实际测量中,能根据具体情况合理地选择使用。

【实验原理】

1. 游标卡尺

游标卡尺简称卡尺。它可以用来测物体的长、宽、高和深及圆环的内、外直径。测量的长度可精确到 0.01mm、0.02mm 或 0.05mm。本实验以 0.02mm 为例,介绍游标卡尺的基本结构,测量精度的确定,使用方法和注意事项。

游标卡尺的构造如图 1-1 所示,其构造有两部分组成,一部分为刻有毫米刻度的直尺 D,称为主尺,在主尺 D 上有量爪 A、A′;另一部分为附加在主尺上能沿主尺滑动并有量爪 B、B′的不同分度尺,称为游标 E。量爪 A、B 用来测量物体的厚度和外径。

量爪 A′、B′用来测量内径;C 为尾尺,用来测物体孔深或槽深。待测物体的各种数值由游标零线和主尺零线之间的距离来表示。M 为固定游标位置的螺钉,用螺钉固定后,游标的位置就不能改变,从而保持了测量值的数据不变。

游标尺与主尺有如下关系,若游标尺上最小总格数为 A 时,则 A 个最小分格的总长等于主尺上 $A-1$ 个最小分格的总长。如果用 X、Y 分别表示游标尺、主尺上最小分格的长度,则有

$$AX = (A - 1)Y$$

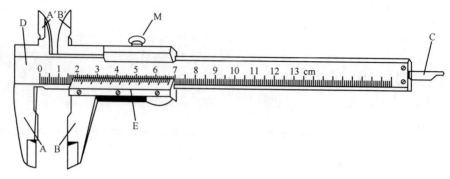

图 1-1   游标卡尺的外形与构造

所以有

$$Y - X = \frac{Y}{A}$$

主尺上一个分格长 Y 与游标尺上一个分格长 X 之差值如果用 i 表示,则有

$$i = Y - X = \frac{Y}{A}$$

即主尺上的最小分格长度除以游标尺上的总格数。i 叫游标卡尺的精度。

许多测量仪器上都采用游标装置,有 10 分度、20 分度、50 分度等。有的游标刻在直尺上,也有的刻在圆盘上(如旋光仪、分光仪等),它们的原理和读数方法都是一样的。一般来说游标卡尺的精度可用下式计算

$$游标卡尺的精密度(i) = \frac{主尺上一个最小分格的长度}{游标尺上的总分格数} \qquad ①$$

例如,游标卡尺的主尺上一个最小分格为 1mm,游标尺上共刻有 50 个最小分格,则该游标卡尺的精度为

$$i = \frac{1mm}{50} = 0.02mm$$

精度 0.02 表示游标尺上一个最小分格比主尺上一个最小分格长度小 0.02mm。

游标卡尺的读数包括整数部分(L)和小数部分(ΔL)。如图 1-2 所示,在测物体的总长度时,把物体夹在量爪之间,被测物体的总长度是游标尺零线与主尺零线之间的距离。

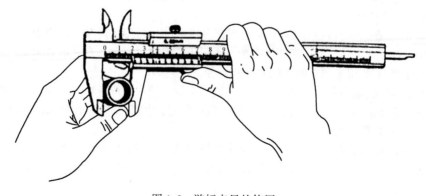

图 1-2   游标卡尺的使用

具体读数方法可分两步进行：

（1）主尺读数：读出主尺上最靠近游标尺"0"刻线的整数部分 L。

（2）游标读数：找出游标尺上"0"刻线右边第几条刻线和主尺的刻线对得最齐，将该条刻线的最小格数序号乘以游标卡尺的精度，即为小数部分 ΔL。

如图 1-3 所示，游标卡尺的精度是 0.02mm，主尺上最靠近游标"0"线的刻线在 33.00～34.00mm 间，主尺读数为 $L=33.00$mm；游标尺上"0"线右边第 23 条刻线和主尺的刻线对得最齐，游标部分的读数 $\Delta L=23×0.02=0.46$mm。被测物体长度为

$$L + \Delta L = 33.00 + 0.02 \times 23 = 33.46(\text{mm})$$

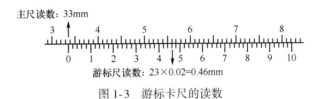

图 1-3　游标卡尺的读数

2. 螺旋测微计

螺旋测微计也叫千分尺，是一种更精密的测量工具。较为常见的一种如图 1-4 所示，精确度是 0.01mm，量程为 0～25mm。

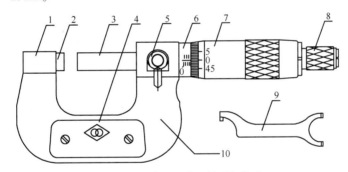

图 1-4　螺旋测微计的外形与构造

1. 尺架　2. 测砧　3. 测微螺杆　4. 隔热装置　5. 锁紧装置　6. 固定套筒　7. 微分筒

8. 测力装置　9. 扳子　10. 曲柄

其构造主要分为两部分：一部分是曲柄和固定套筒互相牢固地连在一起，另一部分是微分筒和测微螺杆牢固地连在一起。因为在固定套筒里刻有阴螺纹，测微螺杆的外面刻有阳螺旋，所以后一组可以相对前一组转动。转动时测微螺杆就向左或右移动，曲柄附在测砧和固定套筒上。微分筒后端附有测力装置（保护棘轮）。当锁紧手柄锁紧装置后，固定套筒和微分筒的位置就固定不变。

固定套筒上刻有一条横线，其下侧是一个有毫米刻度的直尺，即主尺；它的任一刻线与其上侧相邻线的间距是 0.5mm。在微分筒的一端侧面上刻有 50 等分的刻度，称为副尺。当微分筒旋转一周时，测微螺杆就前进或后退 0.5mm，因此微分筒每转一个刻度，测微螺杆就前进或者后退 $\dfrac{0.5}{50}=$ 0.01mm，这个数值就是螺旋测微计的精密度。

若测微螺杆的一端与测砧相接触，微分筒的边缘就和固定套筒上零刻度相重合，同时微分筒边缘上的零刻度线和固定套筒主尺上的横线相重合，这就是零位，如图 1-5(a) 所示。当微分筒向后旋转一周时，测微螺杆就离开测砧 0.5mm。固定套筒上便露出 0.5mm 的刻度线，向后转两周，固定套筒上露出 1mm 的刻线，表示测微螺杆和测砧相距 1mm，依此类推。因此根据微分筒边缘所在的位置可以从主尺上读出 0.5mm 以上的读数（0.5，1，1.5…mm），不足 0.5mm 的小数部分从副尺上读出。

如图 1-5(b) 所示，在固定套筒的主尺上的读数超过 5mm 不到 5.5mm，主尺的横线所对微分筒

边缘上的刻度数已经超过了 38 个刻度,在 38~39 刻度间,估读为 38.6,因此物体的长度为

$$L = 5\text{mm} + 38.6 \times 0.01\text{mm} = 5.386\text{mm}$$

结果中最后一位数字 6 是估读的。

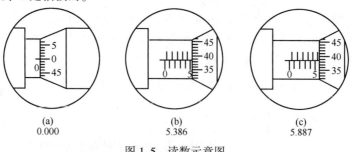

图 1-5 读数示意图

在图 1-5(c) 所示中,在固定套筒的主尺上的读数已超过 5.5mm 不到 6mm,;微分筒边缘上的刻度读数为 38 格多,还没达到 39 个刻度,多出的部分约为一个格的 7/10,所以估读为 38.7。它的读数应为

$$L = 5.5\text{mm} + 38.7 \times 0.01\text{mm} = 5.887\text{mm}$$

最后一位数字 7 是估读的。在这里请特别注意上面两个读数的区别。

【实验步骤】

1. 游标卡尺的使用

(1)先使游标卡尺的两量爪密切结合,测零点读数,若游标上的零刻线与主尺上的零刻线重合,则零点读数为零。右手握主尺,用拇指推动游标尺上小轮,使游标尺向右移动到某一任意位置,固定螺丝 M 后读出长度值。在掌握操作方法和读数方法后开始测量。

(2)用游标卡尺测圆环的内径、外径,以及立方体的棱长填入表 1-1。注意要取不同的位置反复测 3~5 次,按表中的要求填写各项。

2. 螺旋测微计的使用

(1)掌握螺旋测微计注意事项,熟悉使用方法和读数方法后,再开始测量。

(2)记下零点读数,测量小球的直径 3~5 次。将测量值填入表 1-2 中,按表中要求填写各项并求小球的体积。

【数据记录与处理】

1. 游标卡尺的使用

表 1-1 游标卡尺测量圆环内外径及棱长长度   精密度:_____mm

项目 \ 要求	次数	测量值(mm)	平均值(mm)	绝对误差(mm)	平均绝对误差(mm)	测量结果(mm)
内径 d	1					
	2					
	3					
	4					
	5					

项目 \ 要求	次数	测量值（mm）	平均值（mm）	绝对误差（mm）	平均绝对误差（mm）	测量结果（mm）
外径 D	1					
	2					
	3					
	4					
	5					
立方体棱长 L	1					
	2					
	3					
	4					
	5					

2. 螺旋测微计的使用

表 1-2　螺旋测微计测量小球直径　　　　　　　精密度：_____mm

零点读数	零点读数 = _____mm						
项目 \ 要求	次数	读数（mm）	测量值（mm）	平均值（mm）	绝对误差（mm）	平均绝对误差（mm）	测量结果（mm）
小球直径 d	1						
	2						
	3						
	4						
	5						

小球的体积 $= \overline{V} \pm \overline{\Delta V}$

【注意事项】

1. 游标卡尺

（1）不要用游标卡尺测量运动中或过热的物体。

（2）推游标尺时，不要用力过大。可用左手拿着被测物体，右手拿着卡尺，用右手大拇指轻轻推游标尺，使量爪靠近物体，切记不要夹得过紧和在量爪处来回擦动，以免损坏刀口。

（3）读数时要将固定螺钉 M 固定；移动游标尺时，应松开固定螺钉 M。

（4）用完后，必须擦净量面，上油防锈，放回仪器盒内，切勿受潮，这样才能保持它的准确度，延长使用寿命。

（5）卡尺存放应避开磁体、热源和腐蚀性环境。

2. 螺旋测微计

（1）测量时手要握住隔热装置，不要接触尺架，以免影响测量精度。

（2）当测微螺杆的一端靠近并接触被测物或测砧时，不要再直接旋转微分筒，一定要改旋保护棘轮，当听到"咔，咔"的声音，就不再旋转保护棘轮了。这样可以保证测微螺杆以适当压力加在被测物或测砧上，不太松又不太紧。

（3）测量时，不足微分筒一格的测量值可估读。

（4）测量前要调好零位,记录零点读数。如果微分筒边缘上零线与固定套筒主尺上的横线相重合,恰为零位,零点读数为0。如果活动套筒边缘上零线在主尺横线下方,则零点读数为正值。例如,主尺上横线与活动套筒边缘的第5根线重合,零点读数是+0.050mm;如果活动套筒边缘零线在主尺横线的上方,则零点读数为负值。例如,主尺上的横线与活动套筒边缘的第45根线(即0线下方第5根线)重合,零点读数为-0.050mm。实际物体长度应等于螺旋测微计的读数与零点读数之差。

（5）用完后,测微螺杆和测砧间要留有一定缝隙,防止热膨胀时两者挤压过紧而损坏螺纹。再将其擦净放入仪器盒中,置于阴凉干燥的环境中妥善保管。

【思考题】

（1）游标卡尺精密度如何计算?用游标卡尺进行测量时,如何读数?

（2）螺旋测微计的精密度如何确定?用它进行测量时如何读数?

（3）使用游标卡尺、螺旋测微计,应注意哪些事项?

二、读数显微镜和物理天平

【实验目的】

（1）了解读数显微镜和物理天平的构造和原理。

（2）学会读数显微镜和物理天平的使用方法,掌握如何确定仪器的准确度。

（3）运用误差理论和有效数字的运算法则正确记录和处理实验数据,并分析产生误差的原因。

【实验器材】

读数显微镜、物理天平、毛细微管、圆环。

【仪器描述】

1. 读数显微镜

读数显微镜是将测微螺旋(或游标装置)和显微镜组合起来成为精确测量长度的仪器。其外形结构如图1-6所示。

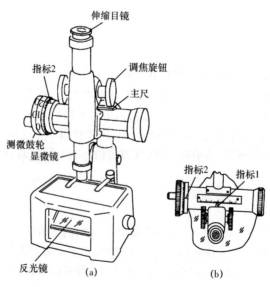

图1-6 读数显微镜

此仪器所附的显微镜是低倍的(20倍左右),由目镜、十字叉丝(靠近目镜)和物镜三部分组成。测微螺旋的主尺是毫米刻度尺,它的螺距是1mm,测微鼓轮的周边等分为100个分格。每转一个分格,显微镜移动0.01mm,所以其测量精密度也是0.01mm。转动测微鼓轮使显微镜移动到某一位置时的读数,可由主尺上的指示值(毫米整数)加上测微鼓轮上的读数得到。

2. 物理天平

天平按其精确程度分为物理天平和分析天平。物理天平的构造如图1-7所示。在横梁的中点和两端共有三个刀口,中间的刀口安放在支柱顶端的用玛瑙或硬质合金钢制造的刀垫上,秤盘悬挂在两端的刀口上。可移动的游码附在横梁上,做小游码用。常用物理天平最大称量一般为500g,每台天平都配有一套砝码。本实验所用天平最大称量为1000g,1g以下质量的称量用游码。横梁等分为20个分格,每一分格是100mg,如果把游码从横梁左端移到右端,等于在右盘中加了2g的砝码。

横梁两侧还有用来调整零点的平衡螺丝。横梁下装有竖直向下的一个指针,在指针下的支柱上装有指针标尺,可以根据指针的示数判断天平的平衡与否以及灵敏度。天平底座上装有水准仪可以用调节螺丝调整。在底板左侧秤盘的上方装有可放置物品的托架。

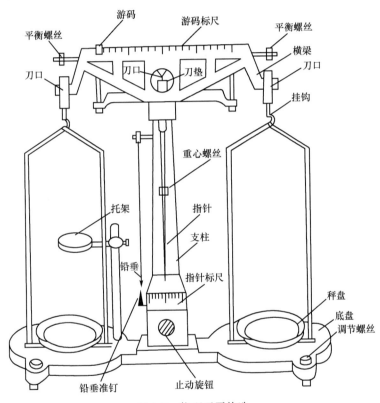

图1-7 物理天平构造

【实验原理】

1. 读数显微镜

改变读数显微镜反光镜的角度,使其将置于工作台上的待测物照亮;调节显微镜的目镜,改变目镜和十字叉丝的距离,直到清楚地看到十字叉丝为止;转动调焦旋钮,通过由下而上移动显微镜改变物镜和待测物之间的距离,使待测物通过物镜成像于十字叉丝平面上,直到在目镜中同时能看清待测物成的像和十字叉丝并消除视差为止;转动测微鼓轮移动显微镜,使纵向叉丝与测量起始目标位置A对准(另一条叉丝和镜筒的移动方向平行),记下读数L_A;沿同方向继续转动测微鼓轮移动显微镜,使纵向叉丝与测量目标的终点位置B对准,记下读数L_B。两次读数之差为所测A、B两点的距

离,即

$$L = L_B - L_A$$

2. 物理天平

（1）调节刀垫的水平:调节底脚螺丝使支柱铅直或底盘水平。

（2）调零点:在横梁两侧刀口上挂上秤盘。将止动旋钮向右旋转,支起横梁。游码放在零位置上,用平衡螺丝进行调整。

（3）称量:将物体放在左盘,砝码放在右盘,进行称量(包括测分度值)。

（4）每次称量完毕将止动旋钮向左旋转放下横梁,全部称完后应将挂秤盘的吊钩从刀口上取下,并将砝码复位。

【实验步骤】

1. 读数显微镜的使用

（1）掌握读数显微镜注意事项,熟悉使用方法和读数方法后,再开始测量。

（2）用读数显微镜测毛细微管的内径五次,将测量值填入表1-3中。

2. 物理天平的使用

用天平称圆环的质量,测量五次,将测量数据填入表1-4。

【数据记录与处理】

表1-3　读数显微镜测量毛细微管内径　　　　　　　　　　　　精密度:_____mm

项目　　　　要求	次数	初位置读数	末位置读数	测量值	平均值	绝对误差	平均绝对误差	测量结果
毛细微管内径 d(mm)	1							
	2							
	3							
	4							
	5							

表1-4　物理天平测量圆环质量　　　　　　　　　　　　精密度:_____g

项目　　　　要求	次数	测量值	平均值	绝对误差	平均绝对误差	测量结果
圆环质量 m(g)	1					
	2					
	3					
	4					
	5					

【注意事项】

1. 读数显微镜

（1）在用调焦旋钮对被测物进行调焦前,应先使显微镜镜筒下降接近被测物,然后从目镜中观察,旋转调焦旋钮,使镜筒慢慢向上移动,避免两者相碰挤坏被测物。

（2）防止回程差。由于螺杆和螺母不可能完全密接,螺旋转动方向改变时,其接触状态也改变。

所以移动显微镜,使其从反方向对准同一目标的两次读数将不同,由此产生的误差称为回程差。为防止回程差,在测量时应向同一方向转动测微鼓轮,使叉丝和各目标对准,若移动叉丝超过目标时,要多退回一些,再重新向同一方向转动测微鼓轮对准目标。

（3）读数显微镜较为精密,要保持仪器的清洁,使用和搬动时,要小心谨慎,避免碰坏。

2. 物理天平

（1）天平的负载不得超过其最大量载,以避免横梁和刀口的损伤。

（2）只能在制动的状态下,取放物体和砝码或转动平衡调节螺丝。只有在判断天平平衡位置时才将天平启动,启动、制动天平的动作要轻。

（3）被测物放左盘,右盘加砝码。不得用手拿砝码,必须用镊子夹取。用过的砝码要直接放到砝码盒中原来的位置,注意保护砝码的准确性并防止小砝码的丢失。

（4）为防止天平与砝码的锈蚀、污染以及机械损伤,液体、高温物品、带腐蚀性的化学品等不得直接放在秤盘上。

【思考题】

（1）使用读数显微镜进行测量时,应该如何操作？要注意哪些问题？

（2）用误差传递公式计算圆环密度的平均绝对误差 $\Delta\rho$。

实验二　转动惯量的测量

　　刚体的转动定律 $M = I\beta$ 是刚体转动的动力学规律,与牛顿第二定律 $F = ma$ 相对应,作用力 F 相应为作用力矩 M,加速度 a 相应为角加速度 β,而质量 m 则相应为刚体的转动惯量 I。刚体转动定律及刚体转动惯量的研究,对于物体转动规律、机器设计、制造,有着非常重要的实际意义。物体转动惯量的大小取决于物体的形状、质量分布和转轴的位置。几何形状简单的匀质刚体绕特定轴的转动惯量可由公式直接计算,而形状复杂或非匀质刚体的转动惯量则更适合用实验方法进行测定。因此,学习刚体转动惯量的测定方法,具有重要的实际意义。

【实验目的】

(1) 利用刚体转动定律,测定刚体的转动惯量。
(2) 观测转动惯量与质量分布的关系。

【实验器材】

刚体转动实验仪、秒表、米尺、游标卡尺、砝码。

【仪器描述】

　　刚体转动惯量实验装置如图 2-1 所示。图中 A 是一个具有不同半径 r 的塔轮,可使同一根绳的张力作用产生不同的外力矩。塔轮两边对称地伸出 2 根有等分刻度的均匀细杆 B 和 B′,B 和 B′上各有一个可以移动的圆柱形重物 m_0,用以观测转动惯量随质量分布的变化规律以及验证平行轴定理。它们一起组成一个可绕固定轴 OO' 转动的刚体系。塔轮上绕一细绳,通过滑轮 C 与砝码 m 相连,当砝码下落时通过细绳对刚体施加外力矩。滑轮 C 的支架可以借固定螺丝 D 而升降,以保证细绳绕塔轮不同的半径转动时均可保持与转轴相垂直。滑轮台架 E 上有一个标记 F 用来判断砝码 m 的起始位置。H 是固定台架的螺旋扳手。取下塔轮,换上铅直准钉,通过底脚螺丝 S_1、S_2、S_3 可以调节 OO' 竖直;或可通过观察水平仪来调整竖直。调好 OO' 轴线竖直后,再装上塔轮,转动合适后用固定螺丝 G 固定。

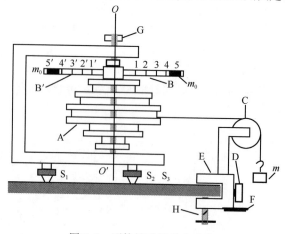

图 2-1　刚体转动惯量实验仪

【实验原理】

当塔轮和横杆系统组成的体系在重物 m 的重力作用下绕固定转轴转动时,根据转动定律,有

$$M = I\beta \tag{①}$$

式中,M 为刚体所受的合外力矩(主要由细绳的张力矩 $T \cdot r$ 和轴承的摩擦力矩 M_f 构成),即:$M = T \cdot r - M_f$;I 为刚体对该轴的转动惯量;β 为角加速度。

设细绳的张力为 T,砝码 m 以匀加速度 a 从静止开始下落,下落的高度为 h,所需时间为 t,若忽略滑轮及细绳的质量以及滑轮上的摩擦力,且绳不伸长,则有

$$mg - T = ma \tag{②}$$
$$h = \frac{1}{2}at^2$$
$$a = r\beta$$

由式①、式②可得

$$m(g - a)r = \frac{2h}{rt^2}I + M_f \tag{③}$$

实验中如保持 $g \gg a$,则式③变为

$$mgr = \frac{2h}{rt^2}I + M_f \tag{④}$$

若保持 r、h 及重物 m_0 的位置不变,改变 m 则相应的下落时间 t 发生改变,则由式④有

$$m = \frac{2hI}{gr^2} \cdot \frac{1}{t^2} + \frac{M_f}{gr} = K \cdot \frac{1}{t^2} + C \tag{⑤}$$

式中,

$$K = \frac{2hI}{gr^2} = \frac{8hI}{gd^2}, \quad C = \frac{M_f}{gr} = \frac{2M_f}{gd}$$

上式表明,m 与 $\dfrac{1}{t^2}$ 呈线性关系。以 $\dfrac{1}{t^2}$ 为横坐标,m 为纵坐标,作 $m—\dfrac{1}{t^2}$ 图线,则得一直线,由直线的斜率 K 和截距 C 即可求出刚体的转动惯量 I 和摩擦力矩 M_f。

【实验步骤】

(1) 按图 2-1 把仪器安放在实验桌上,取下塔轮,换上铅垂准钉,调节水平螺丝,使 OO' 轴铅直,再装上塔轮,调节塔轮轴上的固定螺丝使塔轮转动灵活,尽量减少摩擦。调好后用固定螺丝固定,绕线尽量密排。

(2) 把细绳密绕在半径为 r 的塔轮上(建议绕在半径最大的塔轮上),线另一端通过滑轮 C 系住砝码。调节滑轮 C 的高度,保持细绳与塔轮转轴相垂直,2 个重物 m_0 分别放在细杆 BB′ 的 5、5′位置。把塔轮和细杆 BB′ 及 2 个重物 m_0 视为转动刚体。

(3) 将砝码从 10g 开始,放置在标记 F 处静止,然后让其自由下落到某一固定位置(一般使其下落到地面为止),保持 h 不变,用秒表测出通过这段距离 h 所需的时间 t。重复测 5 次,取 t 的平均值,记录在表 2-1。

(4) 然后改变 m 值,至少 6 次,每次增加 5g 砝码,用同样的方法测出相应 m_i 值下落的时间 t_i,记录在表 2-2。

（5）整理并填写表 2-3，做出 $m - \dfrac{1}{t^2}$ 图，由直线斜率 $K = \dfrac{8hI}{gd^2}$ 和截距 $C = \dfrac{M_f}{gr}$ 求出刚体的转动惯量 I 和摩擦力矩 M_f。

（6）改变细棒上 m_0 的位置，观测一下刚体转动惯量随质量分布不同而改变的状况。

（7）实验完毕后，将仪器整理好，恢复原位，由教师验收。

【数据记录与处理】

表 2-1　重复测 5 次 t 值及取 t 的平均值

次数	1	2	3	4	5	平均
$d(\text{mm})$						
$h(\text{mm})$						

表 2-2　测 m_i 值下落的时间 t_i

质量 m_i ＼ 时间 t_i	$m=10\text{g}$	$m=15\text{g}$	$m=20\text{g}$	$m=25\text{g}$	$m=30\text{g}$	$m=35\text{g}$	$m=40\text{g}$	$m=45\text{g}$
1								
2								
3								
4								
5								
平均								

表 2-3　整理数据

m	10g	15g	20g	25g	30g	35g	40g	45g
$\dfrac{1}{t^2}$								

$\bar{I} =$

$\overline{\Delta I} =$

$I = \bar{I} \pm \overline{\Delta I} =$

【注意事项】

（1）实验中配备了 8 个砝码，每个砝码的质量均为 5g。

（2）细线要与塔轮相切。

（3）细线要与桌面相平行（或细线要与 OO' 轴垂直）。

【思考题】

（1）误差产生的主要原因是什么？在做实验时应注意什么？

（2）写出用误差传递公式计算转动惯量 I 的绝对误差 $\overline{\Delta I}$ 的计算过程（提示：将 I 看成 d 和 h 的函数，把 K 作为真值看待）。

实验三　液体黏滞系数的测定

方法一　用乌氏黏度计测定乙醇溶液的黏滞系数

【实验目的】

（1）理解黏滞系数的概念。

（2）学会一种测定黏滞系数的方法。

【实验器材】

黏度计、铁架台、秒表、温度计、打气球、玻璃缸、蒸馏水、乙醇溶液、烧杯、止水夹。

【仪器描述】

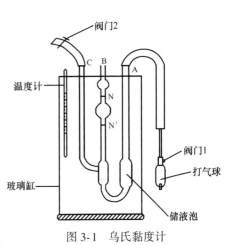

图 3-1　乌氏黏度计

如图 3-1 所示，黏度计是由三根彼此相通的玻璃管 A、B、C 构成。A 管经一胶皮管与一打气球相连，A 管底部有一大玻璃泡，称为储液泡；B 管称为测量管，B 管中部有一根毛细管，毛细管上有一大一小两个玻璃泡，在大泡的上下端分别有刻线 N、N′；C 管称为移液管，C 管上端有一乳胶管，便于在 C 管处设置阀门。整个实验在装满水的恒温玻璃缸中进行。

【实验原理】

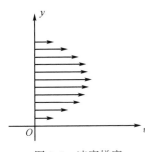

图 3-2　速度梯度

一切实际液体都具有一定的"黏滞性"，当液体流动时，由于黏滞性的存在，不同的液层有不同的流速 v（图 3-2），流速大的一层对流速小的一层施以拉力，流速小的一层对流速大的一层施以阻力，因而各层之间就有内摩擦力产生。实验表明，内摩擦力的大小与相邻两层的接触面积 S 及速度梯度 dv/dy 成正比，即

$$F = \eta \frac{dv}{dy} S$$

式中的比例系数 η 叫作黏滞系数，又叫内摩擦系数。不同的液体具有不同的黏滞系数。一般情况下，液体的 η 值随温度的升高而减少。在国际单位制中，η 的单位为帕·秒（Pa·s）。

当黏滞液体在细管中做稳定流动时，若管的半径为 R，管长为 L，细管两端的压强差为 ΔP_1，液体的黏滞系数为 η_1，则在时间 t_1 内液体流经细管的体积 V 可依泊肃叶公式求出

$$V = \frac{\pi R^4}{8\eta_1 L}\Delta P_1 t_1 \tag{①}$$

同理,对于同一细管,若换用另一种黏滞系数为 η_2 的液体,并假设这时细管两端的压强差为 ΔP_2,体积仍为 V 的液体流经细管所需时间为 t_2,则有

$$V = \frac{\pi R^4}{8\eta_2 L}\Delta P_2 t_2 \tag{②}$$

由式①和式②得

$$\eta_2 = \frac{\Delta P_2 t_2}{\Delta P_1 t_1}\eta_1 \tag{③}$$

如果实验时把黏度计沿竖直方向放置,则压强差是由重力引起的,于是

$$\frac{\Delta P_2}{\Delta P_1} = \frac{\rho_2 gh}{\rho_1 gh} = \frac{\rho_2}{\rho_1} \tag{④}$$

此处 ρ_1 及 ρ_2 是两种不同液体的密度,将式④代入式③,得

$$\eta_2 = \frac{\rho_2 t_2}{\rho_1 t_1}\eta_1 \tag{⑤}$$

可见,如果一种液体的黏滞系数 η_1 为已知,且两种液体的密度 ρ_1 及 ρ_2 可查表得到,则只要测出两种液体流经同一细管的时间 t_1 和 t_2,即可根据式⑤算出被测液体的黏滞系数 η_2。本实验是已知水的 η_1 值,求待测乙醇溶液的 η_2 值。

黏滞系数的测定是医学和生物实验中常常遇到的。这种由一种物质的已知量 η_1 求得另一种物质相应未知量 η_2 的方法称之为比较测量法,是科学测量中常用的方法之一。

【实验步骤】

(1) 松开固定黏度计的夹子,取出黏度计,分别将蒸馏水灌入黏度计的 B 管、C 管中冲洗黏度计,并用打气球将水挤出。

(2) 把洗好的黏度计放在充满水的玻璃缸中,将黏度计调整为竖直状态,此时旋紧固定黏度计的夹子。

(3) 在实验过程中,为尽量保证温度稳定,特将黏度计放在盛有室温水的玻璃缸内进行。

(4) 打开阀门 1 和阀门 2,将蒸馏水由 C 管灌入黏度计内,灌到储液泡 3/4 的体积时,即可停止注入蒸馏水。

(5) 关闭阀门 1 和旋紧阀门 2,用手按动打气球,此时水开始从 B 管中上升,当蒸馏水上升到 B 管顶端的小泡位置时,即可停止打气。

(6) 先打开阀门 1,然后再旋松阀门 2,此时水开始从 B 管中往下降,当水面刚刚降落到刻线 N 时,用秒表计时,直到液面下降到 N′ 时停止计时,这个时间间隔即为 t_1。

(7) 重复步骤(5)(6),测量水流过 N、N′ 所用的时间 t_1,重复 3 次,将数据填入表 3-1 中。

(8) 记下玻璃缸中温度计的读数 T_1。

(9) 将黏度计取下,倒出蒸馏水,用待测液(本实验用乙醇溶液)润洗一下黏度计,然后倒出乙醇溶液。

(10) 把用待测液(乙醇溶液)润洗后的黏度计放入玻璃缸中,并调成竖直状态,固定住黏度计。

(11) 将待测液(乙醇溶液)从 C 管中灌入,灌到储液泡体积的 3/4 时,即可停止注入乙醇溶液。

(12) 重复步骤(5)(6),测量待测液(乙醇溶液)流过 N、N′ 所用的时间 t_2,重复 3 次,将数据填入表 3-1 中。

（13）记下玻璃缸中温度计的读数 T_2。

（14）实验完毕将乙醇溶液倒入回收的烧杯中。

（15）从本实验的附表中（见本教材实验三末的附录），查出实验温度下水的密度 ρ_1 和水的黏滞系数 η_1 值，再查出待测液体的密度 ρ_2，根据式⑤求出待测液体的黏滞系数 η_2。

【数据记录与处理】

表 3-1　重复测量水流、乙醇溶液流过 N、N' 所用的时间 t

数据次数　　项目数目	蒸馏水 $t_1(s)$	乙醇溶液 $t_2(s)$	绝对误差 $\Delta t_1(s)$	绝对误差 $\Delta t_2(s)$
1				
2				
3				
平均值				

$T_1 = $ _____℃　　　　　$T_2 = $ _____℃

温度　　　　　　　$T = \dfrac{T_1 + T_2}{2} = $ _____℃

查表：水的密度　　　　　$\rho_1 = $

　　　乙醇溶液的密度　　$\rho_2 = $

　　　水的黏滞系数　　　$\eta_1 = $

计算：$\overline{\eta_2} = \dfrac{\rho_2 \overline{t_2}}{\rho_1 \overline{t_1}} \eta_1 = $

　　　$\overline{\Delta \eta_2} = $

结果：$\eta_2 = \overline{\eta_2} \pm \overline{\Delta \eta_2} = $

【注意事项】

（1）打气时不要过猛，以免液体从 B 管中喷出。

（2）本实验过程中，拿取黏度计及清洗黏度计时，要用拇指和食指拿住最粗的管子即 A 管，切记不可大把抓。

（3）在测量过程中，黏度计要竖直放置并浸入玻璃缸的水中。

【思考题】

（1）实验中应注意哪些事项？

（2）本实验中误差产生的主要原因是什么？

方法二　用奥氏黏度计测定乙醇溶液的黏滞系数

【实验目的】

（1）进一步理解液体的黏滞性。

（2）掌握用奥氏黏度计测定液体黏滞系数的方法。

【实验器材】

奥氏黏度计、温度计、秒表、乙醇、蒸馏水、移液管、洗耳球、大烧杯、物理支架。

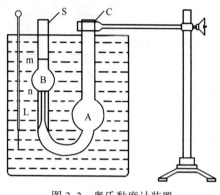

图 3-3　奥氏黏度计装置

【仪器描述】

奥氏黏度计的形状如图 3-3 所示,是一个 U 形玻璃管。B 泡位置较高,为测定泡;A 泡位置较低,为下储泡;B 泡上下各有一刻痕 m 和 n,n 以下是一段截面积相等的毛细管 L。

【实验原理】

当黏滞系数为 η 的液体在半径为 R、长为 L 的毛细管中稳定流动时,若细管两端的压强差为 ΔP,则根据泊肃叶定律,单位时间流经毛细管的体积流量 Q 为

$$Q = \frac{\pi R^4 \Delta P}{8\eta L} \qquad ①$$

本实验用奥氏黏度计,采用比较法进行测量。

实验时,常以黏滞系数已知的蒸馏水作为比较的标准。先将水注入黏度计的球泡 A 中,再用洗耳球将水从 A 泡吸到 B 泡内,使水面高于刻痕 m,然后将洗耳球拿掉,只在重力作用下让水经毛细管又流回到 A 泡,设水面从刻痕 m 降至刻痕 n 所用的时间为 t_1;若换以待测液体,测出相应的时间为 t_2,由于流经毛细管的液体的体积相等,故有

$$V_1 = V_2$$

即

$$Q_1 t_1 = Q_2 t_2$$

所以

$$\frac{\pi R^4 \Delta P_1}{8\eta_1 L} t_1 = \frac{\pi R^4 \Delta P_2}{8\eta_2 L} t_2$$

即得

$$\frac{\eta_2}{\eta_1} = \frac{\Delta P_2 t_2}{\Delta P_1 t_1} \qquad ②$$

式中 η_1 和 η_2 分别表示水和待测液体的黏滞系数。设两种液体的密度分别为 ρ_1 和 ρ_2,因为在两次测量中,两种液面高度差 Δh 变化相同,则压强差之比为

$$\frac{\Delta P_1}{\Delta P_2} = \frac{\rho_1 g \Delta h}{\rho_2 g \Delta h} = \frac{\rho_1}{\rho_2} \qquad ③$$

代入式②得

$$\eta_2 = \frac{\rho_2 t_2}{\rho_1 t_1} \eta_1 \qquad ④$$

从本实验后的附表中查出实验温度下的 ρ_1、ρ_2 和 η_1 值,则根据式④可求得待测液体的黏滞系数 η_2。

【实验步骤】

（1）在大烧杯内注入一定室温的清水,以不溢出杯外为宜,作为恒温槽。
（2）用蒸馏水将黏度计内部充分润洗,将其竖直地固定在物理支架上,放在恒温槽中。
（3）用移液管将一定量的蒸馏水(一般取 5~10mL)由管口 C 注入 A 泡。注意:取水和取待测液

体的用具不要混用,每次应冲洗干净。

(4) 用洗耳球将蒸馏水吸入 B 泡,使其液面略高于刻痕 m,然后让液体在重力作用下经毛细管 L 流下。当液面降至刻痕 m 时,按动秒表开始计时,液面降至刻痕 n 时,按停秒表,记下所需时间 t_1。重复测量 t_1 三次,将数据填入表 3-2 中。

(5) 将蒸馏水换成待测液乙醇,用待测液乙醇润洗后重复上述步骤(3)和步骤(4),测量同体积的乙醇流经毛细管时所用时间 t_2,重复测量三次,将数据填入表 3-2 中。

(6) 测量恒温槽中水的温度 T。

【数据记录与处理】

查表与记录:

$T =$ ＿＿＿＿＿℃

蒸馏水的密度　　　$\rho_1 =$ ＿＿＿＿＿ $kg \cdot m^{-3}$

乙醇的密度　　　　$\rho_2 =$ ＿＿＿＿＿ $kg \cdot m^{-3}$

蒸馏水的黏滞系数　$\eta_1 =$ ＿＿＿＿＿ $Pa \cdot s$

表 3-2　秒表测量三次的 t_1, t_2 数据及绝对误差 $\Delta t_1, \Delta t_2$ 值

数据 次数 项目	蒸馏水 $t_1(s)$	乙醇 $t_2(s)$	t_1 绝对误差 $\Delta t_1(s)$	t_2 绝对误差 $\Delta t_2(s)$
1				
2				
3				
平均值				

计算: $\overline{\eta_2} = \dfrac{\rho_2 \cdot \overline{t_2}}{\rho_1 \cdot \overline{t_1}} \cdot \eta_1 =$

$\overline{\Delta \eta_2} =$

结果: $\eta_2 = \overline{\eta_2} \pm \overline{\Delta \eta_2} =$

【思考题】

(1) 为什么要取相同体积的待测液体和标准液体进行测量?

(2) 为什么实验过程中要将黏度计浸在水中?

(3) 测量过程中为什么必须使黏度计保持竖直位置?

方法三　用落球法测定液体的黏滞系数

【实验目的】

(1) 掌握用斯托克斯公式测定液体黏度的原理。

(2) 学会用落球法测定液体的黏度。

(3) 进一步练习使用螺旋测微器、游标卡尺与直尺,并正确记录测量结果。

【实验器材】

落球法黏滞系数测定仪(图 3-4)、小钢球、蓖麻油、米尺、千分尺、游标卡尺、液体密度计、电子分析天平、激光光电计时仪、温度计和比重瓶等(若实验室给出钢球材料密度,可不必用电子分析天平)。

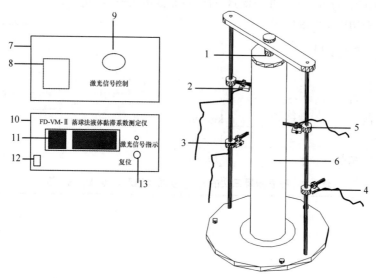

图 3-4　FD-VM-Ⅱ落球法液体黏滞系数测定仪结构图

1. 导管　2. 激光发射器 A　3. 激光发射器 B　4. 激光接收器 A　5. 激光接收器 B　6. 量筒　7. 主机后面板
8. 电源插座　9. 激光信号控制　10. 主机前面板　11. 计时器　12. 电源开关　13. 计时器复位端

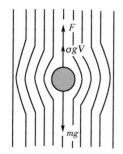

图 3-5　小球在黏性液体中下落时的受力图

【实验原理】

当金属小球在黏性液体中下落时,它受到三个竖直方向的力(图 3-5):小球的重力 mg(m 为小球质量)、液体作用于小球的浮力 $\sigma g V$(V 是小球体积,σ 是液体密度)和黏滞阻力 F(其方向与小球运动方向相反)。如果液体无限深广,在小球下落速度 v 较小情况下,有

$$F = 6\pi \eta r v \qquad ①$$

上式称为斯托克斯公式,其中 r 是小球的半径;η 称为液体的黏度,其单位是 $\mathrm{Pa \cdot s}$。

小球开始下落时,由于速度尚小,所以阻力也不大;但随着下落速度的增大,阻力也随之增大。最后,三个力达到平衡,即

$$mg = \sigma g V + 6\pi \eta vr$$

于是,小球做匀速直线运动,由上式可得

$$\eta = \frac{(m - V\sigma)g}{6\pi vr}$$

令小球的直径为 d,并用 $m = \dfrac{\pi}{6} d^3 \rho,\ v = \dfrac{l}{t},\ r = \dfrac{d}{2}$ 代入上式得

$$\eta = \frac{(\rho - \sigma)gd^2 t}{18l} \qquad ②$$

其中,ρ 为小球材料的密度;l 为小球匀速下落的距离;t 为小球下落 l 距离所用的时间。

实验时,待测液体必须盛于容器中,如图 3-6 所示,故不能满足无限深广的条件,实验证明,若小球沿筒的中心轴线下降,式②须做如下改动方能符合实际情况:

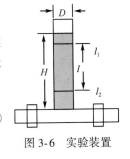

$$③ \quad \eta = \frac{(\rho - \sigma)gd^2 t}{18l} \cdot \frac{1}{\left(1 + 2.4\dfrac{d}{D}\right)\left(1 + 1.6\dfrac{d}{H}\right)}$$

图 3-6 实验装置

其中,D 为容器内径;H 为液柱高度。

实验时小球下落速度若较大,如气温及油温较高,钢球从油中下落时,可能出现湍流情况,使公式①不再成立,此时要作另外的修正。

【实验步骤】

1. 调整黏滞系数测定仪

(1) 调整底盘水平,在底盘横梁上放重锤,调节底盘旋钮,使重锤对准底盘的中心圆点。

(2) 将实验架上的上、下两个激光器接通电源,可看见其发出红光。调节上、下两个激光器,使其红色激光束平行,并对准准线及激光接收器。

(3) 收回重锤部件,将盛有被测液体的量筒放置到实验架底盘中央,并在实验中保持位置不变。

(4) 在实验架上放上钢球导管,钢球导管插入液体。

(5) 将小球放入钢球导管,看其是否能阻挡光线,若不能,则适当调整激光器位置。

2. 测量下落小球的匀速运动速度

(1) 测量上、下两个激光束之间的距离。

(2) 将小球放入钢球导管,当小球落下,阻挡上面的红色激光束时,此时用计时器开始计时,到小球下落到阻挡下面的红色激光束时,计时停止,读出下落时间,重复测量 6 次以上。

3. 测量各量

用电子天平测量小钢球的质量 m,用千分尺测其直径 d,计算小钢球的密度。用液体密度计测量蓖麻油的密度;用游标卡尺测量量筒的内径 D;用直尺测量液柱高度 H;用直尺测量两条激光线之间的距离 l;用温度计测量液体温度(液体黏滞系数随温度变化很快,因此需要标明测量是在什么温度下进行的)。

若实验中缺少激光计时器,则可在量筒上作两条标记线,用秒表记录小球在两线之间匀速下落的时间。

4. 计算

用公式③计算 η 值,保留三位有效数字。

【数据记录与处理】

设计表格进行数据处理。

【思考题】

(1) 如何判断小球在做匀速运动?

(2) 用激光光电开关测量小球下落时间的方法测量液体黏滞系数有何优点?

附 录

不同温度下乙醇、纯水的密度见表 3-3、表 3-4，水在 1~30℃ 的黏滞系数见表 3-5，不同温度下甘油，乙醇的黏滞系数见表 3-6、表 3-7。

表 3-3 不同温度下乙醇的密度

$t(℃)$	密度(10^3kg·m^{-3})	$t(℃)$	密度(10^3kg·m^{-3})	$t(℃)$	密度(10^3kg·m^{-3})	$t(℃)$	密度(10^3kg·m^{-3})
0	0.806	15	0.794	22	0.787	29	0.782
5	0.802	16	0.793	23	0.786	30	0.781
10	0.799	17	0.792	24	0.786	40	0.772
11	0.797	18	0.791	25	0.785	50	0.763
12	0.796	19	0.790	26	0.784	90	0.754
13	0.795	20	0.789	27	0.784		
14	0.795	21	0.788	28	0.783		

表 3-4 不同温度下纯水的密度

$t(℃)$	密度(10^3kg·m^{-3})	$t(℃)$	密度(10^3kg·m^{-3})	$t(℃)$	密度(10^3kg·m^{-3})	$t(℃)$	密度(10^3kg·m^{-3})
0	0.999 87	9	0.999 81	18	0.998 62	27	0.996 54
1	0.999 93	10	0.999 73	19	0.998 43	28	0.996 26
2	0.999 97	11	0.999 63	20	0.998 23	29	0.995 97
3	0.999 99	12	0.999 52	21	0.998 02	30	0.995 67
4	1.000 00	13	0.999 40	22	0.997 80	31	0.995 37
5	0.999 99	14	0.999 27	23	0.997 56	32	0.995 05
6	0.999 97	15	0.999 13	24	0.997 32	33	0.994 73
7	0.999 93	16	0.999 87	25	0.997 07	34	0.994 40
8	0.999 88	17	.0.998 80	26	0.996 81	35	0.994 06

表 3-5 水在 1~30 ℃的黏滞系数

$t(℃)$	黏滞系数(10^{-3} Pa·s)	$t(℃)$	黏滞系数(10^{-3} Pa·s)	$t(℃)$	黏滞系数(10^{-3} Pa·s)	$t(℃)$	黏滞系数(10^{-3} Pa·s)
1	1.731 3	9	1.346 2	16	1.111 1	23	0.935 8
2	1.672 8	10	1.307 7	17	1.082 8	24	0.914 2
3	1.619 1	11	1.271 3	18	1.055 9	25	0.893 7
4	1.567 4	12	1.236 0	19	1.029 9	26	0.873 7
5	1.518 8	13	1.202 8	20	1.005 0	27	0.854 5
6	1.472 8	14	1.170 9	21	0.981 0	28	0.836 0
7	1.428 4	15	1.140 4	22	0.957 9	29	0.818 0
8	1.386 0					30	0.800 7

注：实验中温度可记到度以后一位数（或两位数）。例如，15.78℃，这时从表中只能查出 15℃ 和 16℃ 所对应的黏滞系数分别为 1.140 4×10^{-3} Pa·s 和 1.111 1×10^{-3} Pa·s，可见从 15℃ 上升到 16℃ 时的 1℃ 中，水的黏滞系数降低了（1.140 4×10^{-3}-1.111 1×10^{-3}）Pa·s，于是可以认为从 15℃ 上升到 15.78℃ 的 0.78℃ 中，其黏滞系数降低了 0.78×（1.140 4-1.111 1）×10^{-3} Pa·s，因此 15.78℃ 的水的黏滞系数即为 [1.140 4-0.78×（1.140 4-1.111 1）]×10^{-3} Pa·s = 1.117 5×10^{-3} Pa·s 或为（1.111 1+0.22×0.029 3）×10^{-3} Pa·s=1.117 5×10^{-3} Pa·s。这种方法称为内插法读数或函差法读数。

表 3-6 不同温度下甘油的黏滞系数

$t(℃)$	0	6	15	21	25	30
$\eta(\text{Pa} \cdot \text{s})$	12.11	6.26	2.33	1.49	0.954	0.629

表 3-7 不同温度下乙醇的黏滞系数

$t(℃)$	0	5	10	15	20	25	30	35
$\eta(10^{-3}\text{Pa} \cdot \text{s})$	1.773	1.623	1.466	1.332	1.200	1.096	1.003	0.914

实验四　液体表面张力系数的测量

方法一　用焦利秤测量液体表面张力系数

【实验目的】

（1）巩固液体表面张力系数的概念及物理意义。
（2）掌握焦利秤的使用方法。
（3）学会利用脱拉法测定室温下液体表面张力系数。

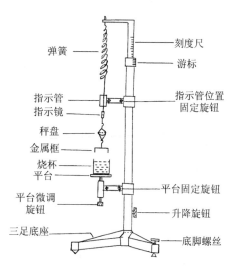

图 4-1　焦利秤

【实验仪器】

焦利秤、砝码、玻璃皿、金属丝、蒸馏水、卡尺、烧杯。

【仪器描述】

1. 仪器构造

焦利秤的构造如图 4-1 所示，底脚螺丝可以用来调节焦利秤的垂直程度，通过调节底脚螺丝可以使指示管与指示镜不发生接触，指示管和指示镜上分别有一横刻线。

升降旋钮可使刻度尺上升或下降，并且带动弹簧、指示镜及秤盘、金属丝等一起随刻度尺上升或下降。

刻度尺是由一主尺和一副尺即游标构成。主尺的准确度是 1mm，但可借助于游标，把刻度精确到 0.1mm。

调节平台微调旋钮，可以使平台小幅度上升和下降。

调节平台固定旋钮，可以使平台大幅度上升和下降。

2. 原理

设弹簧的倔强系数为 K。

宝盖形（⌐）金属丝的长度为 L（图 4-2）。

本实验是测蒸馏水的表面张力系数，设蒸馏水的表面张力系数为 α，让金属框没入水中，然后慢慢从水中拉起一液膜（此过程中一定保证指示镜与指示管的刻线始终重合）。

此时宝盖形金属框受到一向下的表面张力，其大小为

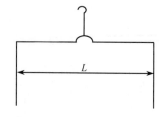

图 4-2　宝盖形金属框

$$f = 2 \cdot \alpha \cdot L$$

让弹簧的弹力等于表面张力（如何保证弹簧的弹力等于表面张力，请见实验步骤一栏）。则

$$f_弹 = K(L' - L_0') = 2 \cdot \alpha \cdot L$$

$$\alpha = \frac{K(L' - L_0')}{2 \cdot L} \qquad ①$$

$L' - L_0'$ 是由于表面张力作用的结果使弹簧伸长的量,用焦利秤即可测得 L_0' 及 L'。

用游标卡尺测宝盖形金属丝的长度 L,用焦利称测弹簧的倔强系数 K,然后代入上式①中,即可算出水的表面张力系数 α 的值。

【实验原理】

大量实验及事实表明:液体表面好像是一张拉紧的弹性膜,具有收缩的趋势,如图4-3给出一个金属丝环,环上系一丝线环,当浸入肥皂液后,金属丝环中形成一层肥皂液膜。若把丝线环中的肥皂膜刺破,由于丝线环外肥皂液膜的收缩,丝线被拉成圆形,这说明液体表面存在着沿液体表面切向使液面有收缩倾向的张力作用,我们称这种力为表面张力。

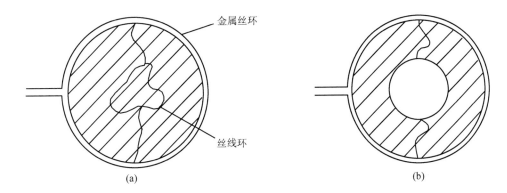

图 4-3　金属丝环

在液面上假设存在一条分界线 MN,则张力的作用表现在线段 MN 的两侧存在拉力 f_1 和 f_2,这两个力均与液面相切,且与 MN 垂直,它们大小相等,方向相反,这就是液面上相邻两部分间相互作用的表面张力(图4-4)。

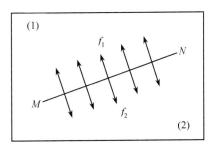

图 4-4　表面张力示意图

表面张力的大小和分界线 MN 的长度 l 成正比即

$$f = \alpha \cdot l$$

比例系数 α 称为液体的表面张力系数,它表示液面内单位分界线长度所受到的表面张力的大小。表面张力系数的单位是 $N \cdot m^{-1}$。

【实验步骤与内容】

(1)调节焦利秤的底脚螺丝,使其支架垂直,以指示镜在指示管中移动时二者不相碰为准,即指示镜在指示管中自由移动。

（2）测定弹簧的倔强系数 K：

1）将铝秤盘挂在指示镜的下端。

2）手动升降旋钮，使指示镜与指示管的刻线重合对齐，并记下此时的读数 L_{01}。

3）在秤盘上加入 0.5g 砝码，再手动升降旋钮，使指示镜与指示管的刻线再次重合对齐，并记下此时的读数 L_1，则

$$K_1 = \frac{0.5}{L_1 - L_{01}}$$

4）取下 0.5g 砝码，使指示镜与指示管刻线重合对齐，此时再读一下秤盘不放砝码时的读数 L_{02}。

5）将 1.0g 砝码放入秤盘上，手动升降旋钮，使指示镜与指示管的刻线重合，记下此时的读数 L_2，则

$$K_2 = \frac{1.0}{L_2 - L_{02}}$$

6）取下 1.0g 砝码，再使指示管与指示镜的刻线重合，读出秤盘空载时的 L_{03}。

7）在秤盘中放入 1.5g 砝码，手动升降旋钮，使指示镜与指示管刻线再次重合，记下读数 L_3，则

$$K_3 = \frac{1.5}{L_3 - L_{03}}$$

取平均值，即

$$\overline{K} = \frac{K_1 + K_2 + K_3}{3}$$

8）将以上各测量值填入表 4-1 中。

（3）测由于表面张力作用的结果使弹簧伸长的量 $L' - L_0'$ 的值：

1）用镊子把宝盖形金属丝放入蒸馏水中漂洗，然后把它挂在秤盘下端。

2）用乙醇溶液和蒸馏水冲洗烧杯，然后在烧杯中放入一定量的蒸馏水，并将烧杯放在平台上。

3）将平台微调旋钮旋至最顶端。

4）调整平台固定旋钮或升降旋钮，让宝盖形金属丝没入水中（最好离水面不要太远，约 3mm 即可）。

5）调整指示管固定旋钮，使指示镜与指示管的刻线重合（若指示管刻线与指示镜的刻线在很小范围内不重合，可配合升降旋钮做微调整，但必须保证金属丝在水面下）。

6）在上面调整的状态下，即宝盖形金属丝没入水中，且指示镜与指示管的刻线重合的状态下读下此时的读数 L_0' 并填入表 4-2 中。

7）手动平台微调旋钮，使平台慢慢往下降，此时金属丝开始从水中露出，并开始形成水膜，眼睛要始终观察指示镜和指示管的刻线，等两者刻线稍有一点不重合时，赶快调节升降旋钮，让两者刻线重合，然后再下降平台，这时指示镜与指示管的刻线又不重合，此时再调节升降旋钮。总而言之，要保持指示镜的刻线始终与指示管的刻线重合（即让弹簧的弹力始终与液体表面张力相等）直到液膜破的一瞬时，读下此时的刻度，即为 L' 并填入表 4-2 中。

8）重复刚才步骤 3）~7），测三次取平均值。

（4）取下金属丝，用游标卡尺测量金属丝的长度 L，测三次，取平均值。

（5）将测量的各值代入公式①中计算水的表面张力系数 α 的值。

（6）将仪器恢复原位。

【实验记录】

表 4-1　测量弹簧的倔强系数的各测量值

次数 ＼ 测量值	L_{0i}	m	L_i	$K_i = \dfrac{m}{L_i - L_{0i}}$
1				
2				
3				
$\overline{K}=$				

表 4-2　表面张力使弹簧伸长的测量值 $L_0',\ L'$

次数 ＼ 测量值	L_0'	L'	$L'-L_0'$	$\Delta(L'-L_0')$	L	ΔL
1						
2						
3						
平均值						

结果：

$$\alpha = \frac{K(L'-L_0')g}{2L} =$$

$$\alpha = \overline{\alpha} \pm \overline{\Delta\alpha}$$

【注意事项】

(1) 整个操作过程中,不要用手去摸金属丝,以免污染,影响测量精度。

(2) 烧杯的内径一定要大于宝盖形金属丝的长度 L,以免金属丝与烧杯壁相碰。

【思考题】

(1) 本实验中误差产生的最大因素是什么?

(2) 本实验中应注意哪些问题?

(3) 请写出计算 $\Delta\alpha$ 的过程。

方法二　用力敏传感器测量液体表面张力系数

【实验目的】

(1) 学习力敏传感器的定标方法。

(2) 观察拉脱法测液体表面张力的物理过程和物理现象。

(3) 测量液体的表面张力系数。

【实验器材】

液体表面张力测定装置、砝码、吊环、温度计、待测液体等。

【仪器描述】

液体表面张力测定装置(图 4-5)。

（1）硅压阻力敏传感器：受力量程：$0 \sim 0.098$N；灵敏度：约 3.00V·N^{-1}（用砝码质量作单位定标）。

（2）显示仪器：200mV 三位半数字电压表。

（3）力敏传感器固定支架、升降台、底板及水平调节装置。

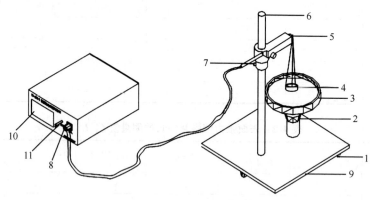

图 4-5 液体表面张力测定装置

1. 调节螺丝 2. 升降螺丝 3. 玻璃器皿 4. 吊环 5. 力敏传感器 6. 支架
7. 固定螺丝 8. 航空插头 9. 底座 10. 数字电压表 11. 调零旋钮

【实验原理】

力敏传感器受到拉力 T（非电量）作用会产生一个相应的输出电压，显示在电压表上。传感器受到的拉力和输出电压成正比，即

$$U = K \cdot T \qquad ①$$

式中，T 是传感器挂钩受到的拉力，K 是力敏传感器的灵敏度，可由定标实验测定。

在液体表面存在着使液体具有收缩倾向的张力。如果在液面上设想有一条分界线 MN（图 4-6），表面张力的方向和液面相切并垂直于选取的分界线 MN，表面张力 F 的大小与液面设想的分界线 MN 的长度 L 成正比，即 $F = \alpha L$。式中 α 称为该液体的表面张力系数，

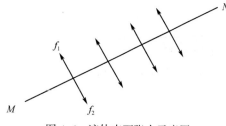

图 4-6 液体表面张力示意图

$$\alpha = \frac{F}{L} \qquad ②$$

如图 4-5 所示，首先，将吊环悬挂于力敏传感器的挂钩上，然后，将吊环下沿部分全部浸没于待测液体，再使液面缓慢下降（即使吊环从液体中慢慢脱离）。当吊环从液体中拉脱的瞬间，输出电压会有一个显著的跳变，根据电压跳变的差值计算液体表面张力系数。可以认为吊环脱离液体表面的瞬间受力平衡（忽略带起的液膜的重量）。

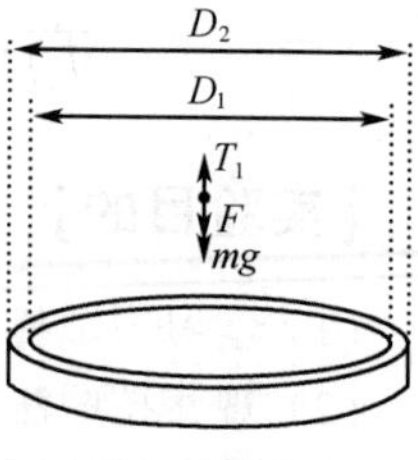

如图 4-7 所示，液膜拉断前一瞬间，平衡方程为

$$T_1 = F + mg = \alpha \cdot L + mg = \alpha \cdot \pi (D_1 + D_2) + mg \qquad ③$$

式中，D_1 和 D_2 分别为吊环的内、外直径，mg 为吊环的重力。

液膜拉断后，平衡方程为

$$T_2 = mg \qquad ④$$

图 4-7 液膜拉断前后受力平衡

测出吊环与液面拉脱前后输出电压 U_1 和 U_2，则跳变量 ΔU 可表示为

$$\Delta U = U_1 - U_2 = K \cdot T_1 - K \cdot T_2 = K \cdot F = K \cdot \alpha \cdot \pi (D_1 + D_2) \qquad ⑤$$

所以，液体表面张力系数可表示为

$$\alpha = \frac{\Delta U}{K \cdot \pi(D_1 + D_2)} = \frac{F}{\pi(D_1 + D_2)}$$ ⑥

【实验步骤】

（1）对力敏传感器进行定标。按照表4-3，在力敏传感器上分别加各种质量的砝码，测出相应的电压输出值，求出传感器灵敏度 K。将数据填入表4-3。

（2）用游标卡尺测量吊环的内、外直径；并清洁圆环表面。

（3）将吊环挂在力敏传感器的小钩上。调节装置，将液面升至靠近吊环的下沿，观察吊环下沿与待测液面是否平行。若不平行，调节吊环，使它们平行。

（4）调节装置，将吊环的下沿全部浸没于待测液体。然后调节装置，使液面缓慢下降。当吊环下沿高于液面后，吊环和液面间形成一环形液膜，继续下降液面，测出环形液膜即将拉断前一瞬间电压表读数值 U_1 和液膜拉断后电压表读数值 U_2，填入表4-4。

（5）将实验数据代入公式，求出液体的表面张力系数。

【数据记录与处理】

1. 力敏传感器定标

表4-3　力敏传感器定标

物体质量 m(g)	0.500	1.000	1.500	2.000	2.500	3.000	3.500
输出电压 U(mV)							

$$K = \underline{\hspace{2cm}} \text{V/N}$$

2. 液体表面张力系数的测量

表4-4　液体的表面张力系数测量　　　　　　水的温度_____

测量次数	U_1(mV)	U_2(mV)	ΔU(mV)	$F(\times 10^{-3}\text{N})$	$\alpha(\times 10^{-3}\text{N} \cdot \text{m}^{-1})$
1					
2					
3					
4					
5					
6					

【注意事项】

（1）砝码应轻拿轻放。

（2）实验前仪器开机预热15min；依次用 NaOH 溶液、清水、纯净水清洗玻璃器皿和吊环。

（3）玻璃器皿和吊环经过洁净处理后，不能再用手接触，亦不能用手触及液体。

（4）对传感器定标时应先调零，待电压表输出稳定后再读数。

（5）测量液体表面张力时，吊环中心、玻璃皿中心最好与转轴重合。

（6）吊环保持水平，缓慢旋转升降台，避免水晃动，准确读取 U_1、U_2。

（7）液膜断裂应发生在转动的过程中，而不是开始转动或转动结束时（因为此时振动较厉害）；应多次重复测量。

（8）实验结束后擦干、包好吊环，旋好传感器帽盖。

【思考题】

（1）还可以采用哪些方法对力敏传感器灵敏度 K 的实验数据进行处理？

（2）分析吊环即将拉断液面前的一瞬间数字电压表读数值由大变小的原因。

（3）对实验的系统误差和随机误差进行分析，提出减小误差改进实验的方法措施。

（4）测量 U_1、U_2 时，是否需要对传感器调零？为什么？

方法三　毛细管法测定液体表面张力系数

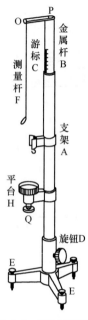

图 4-8　液面测高仪

【实验目的】

掌握利用毛细管中液柱的升高测量液体表面张力系数的原理和方法。

【实验器材】

毛细管、毛细管架、烧杯、待测液（蒸馏水）、温度计、读数显微镜、液面测高仪等。

【仪器描述】

将焦利氏秤上的弹簧换成测量杆 F 后就成了一台液面测高仪。其结构示意如图 4-8 所示。A 为垂直圆筒形支架，圆筒里有一升降金属，B 杆的升降可通过旋钮 D 控制，升降的距离可通过杆上的主尺从 A 上的游标 C 读出，测量杆 F 连接在与 B 相连的横架 OP 上，可借助于旋钮 D 升降。毛细管通过橡胶垫圈固定在支架 A 的金属钩子上。装待测液体的烧杯放在平台 H 上。若松开支撑平台套筒的夹子，平台的高低就可以上下升降（粗调）。调节平台下的螺丝 Q，可使平台缓慢升降（微调）。通过调节旋钮 E 来校准水平。

【实验原理】

设想在液面上有一线段，如图 4-9 所示，在此线段两边有沿着液面切线方向而垂直于此线段的力作用于对方，这个力就是液体表面所具有的张力称为表面张力。表面张力 f 的大小正比于线段 MN 的长度 L，即

$$f = \alpha L \qquad ①$$

其中，比例系数 $\alpha = \dfrac{f}{L}$ 叫作该液体的表面张力系数，在数值上，等于沿液体表面垂直作用于单位长度线段上的张力，它的单位为牛顿·米$^{-1}$（N·m^{-1}）。

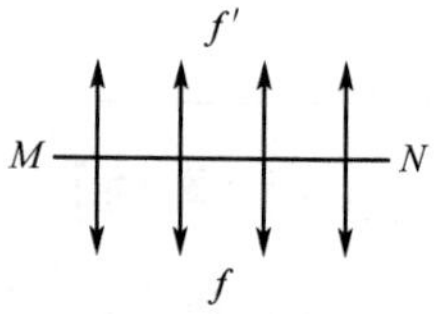

液体表面的物理性质与张紧的弹性薄膜相似。当液体为曲面时，由于它有变平的趋势，因而弯曲的液面产生一个附加压强，对下层的液体施以压力。当液面呈凸面时，此压力为正，当液面呈凹面时，此压力为负。在图 4-10（a）

图 4-9　表面张力示意图

中，由于毛细管中的液面是凹面，所以它对下层的液体施以负压，这时管内液面下方 B 点的压强小于液面上方的大气压，而管外与 B 同一水平面上的 C 点，它的压强等于大气压强，此时，液体压强不能平衡，液体将由管外流向管内，使管中液面升高，直至 B 点和 C 点的压强相等为止，如图 4-10（b）所示。

本实验中，将毛细管竖直插入水中，管中的水沿毛细管上升，因为毛细管很细，所以管内水面可近似地看成球面的一部分，如图 4-11 所示。毛细管半径 r 与球面曲率半径 R 间有下列关系：

$$R\cos\theta = r \qquad ②$$

式中 θ 为接触角。可以证明，球形水面的附加压强 P_s 与水的表面张力系数 α、球形水面半径 R 有如下关系

$$P_s = \frac{2\alpha}{R} \qquad ③$$

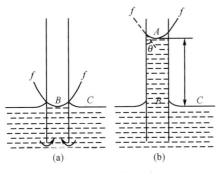

图 4-10 毛细现象

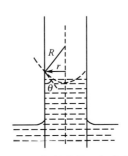

图 4-11 毛细管半径 r 与球曲率
半径 R 间的关系

假设水的密度为 ρ ,水沿毛细管上升的高度为 h ,则有

$$P_S = \rho g h \qquad\qquad ④$$

因为 $P_S = \dfrac{2\alpha}{R} = \dfrac{2\alpha}{r}\cos\theta$,所以

$$\alpha = \frac{\rho g h r}{2\cos\theta} \qquad\qquad ⑤$$

当液体对管壁完全浸润时, $\theta = 0$,则

$$\alpha = \frac{\rho g h r}{2} \qquad\qquad ⑥$$

在实验中,已知水的密度 ρ ,重力加速度 g ;通过测定毛细管半径 r ,以及水面上升高度 h ,就可以根据上式求出水的表面张力系数 α 。

注:

(1) 纯净的水和清洁的玻璃间接触角 θ 近似为零。

(2) h 是 A、C 之间的高度差,而在此高度上,在凹面周围还有少量的水,当毛细管很细时,管中凹面呈半球形,在凹面周围的水的体积可近似地等于 $(\pi r^2)r - \dfrac{1}{2}\left(\dfrac{4}{3}\pi r^3\right) = \dfrac{r}{3}\pi r^2$,即等于 $\dfrac{r}{3}$ 高的水柱的体积。因此,上述讨论中的 h 值应增加 $\dfrac{r}{3}$ 的修正值,于是

$$\alpha = \frac{\rho g r}{2}\left(h + \frac{r}{3}\right) \qquad\qquad ⑦$$

当毛细管的内直径用 d 表示时,则有

$$\alpha = \frac{\rho g d}{4}\left(h + \frac{d}{6}\right) \qquad\qquad ⑧$$

当 $h \gg r$ 时,上式可近似地写为

$$\alpha = \frac{\rho g h r}{2} \quad 或 \quad \alpha = \frac{\rho g h d}{4}$$

(3) 水的表面张力系数与温度的关系,有下面的经验公式:

$$\alpha_t = (75.6 - 0.14t) \times 10^3 \quad (N \cdot m^{-1}) \qquad\qquad ⑨$$

式中, α_t 为温度 t℃ 时的表面张力系数。

【实验步骤】

(1) 实验前准备。将浸在洗液中的毛细管取出,用蒸馏水充分冲洗后备用。用乙醇擦拭烧杯,再用蒸馏水冲洗后烘干备用。注意:洗液是用重铬酸钾和浓硫酸配制而成的。配制和使用要注意安

全,刚配好的洗液为黄色,使用过程中颜色逐渐变绿,当呈现深绿色时即失效。

（2）安装调整。液面测高仪示意图见图4-8。液面测高仪作为支架,把装蒸馏水(待测液体)的烧杯置于平台 H 上,毛细管固定在支架 A 的钩子上,调节旋钮 E 使其垂直地插入液体中,并上下移动数次,使管壁充分浸润。注意,为了使液体充分浸润管壁,开始可把毛细管插深些,正式实验时再稍微提起。毛细管管径越小,凹面到达平衡时间越长。插入液体后至少需经过 2~3min 后才能进行测量。测量杆 F 装在可升降的横梁 OP 上,其下端焊有一薄片,当作读测时的"标记"。旋转升降杆上的旋钮 D,使"标记"与水面对齐,记录初读数 x_0 于表4-5中。

（3）测量毛细管内液柱的高度 h。旋转升降杆旋钮 D,将测量杆提起调节至"标记"对齐凹面下底,记录末读数 x',则液柱高 $h = x' - x_0$。重复五次,取 h 的平均值,并将相应的测量值记录于表4-5中。

（4）用读数显微镜测定毛细管直径 d。将读数显微镜中的分划板中的十字叉丝对准管内径两端。测读出横向(x)和纵向(y)方向的管径,各测三次,并将相应的测量值记录于表4-6中,最后求出毛细管内径的平均值。

（5）记录实验温度 t,查出该温度下蒸馏水密度 ρ。

（6）将测量值 h、d 代入公式,计算出蒸馏水的表面张力系数及其误差。

【数据记录与处理】

表4-5 毛细管内液体面高度的测量

待测溶液：＿＿,实验温度：＿＿℃,该温度下待测液的密度：$\rho = $＿＿,长度单位:mm

	次数	初读数 x_0	末读数 x'_i	液柱高度 $h_i = x'_i - x_0$	平均液柱高度 $h = \frac{1}{5}\sum_{i=1}^{5} h_i$	绝对误差 $\Delta h_i = \|h_i - h\|$	平均绝对误差 $\Delta h = \frac{1}{5}\sum_{i=1}^{5}\Delta h_i$	测量结果 $h \pm \Delta h$
毛细管内液面的高度 h	1							
	2							
	3							
	4							
	5							

表4-6 毛细管直径的测量

长度单位：mm

	次数	横向读数 x_i	纵向读数 y_i	直径 $d_i = \frac{1}{2}(x_i + y_i)$	平均直径 $d = \frac{1}{3}\sum_{i=1}^{3} d_i$	绝对误差 $\Delta d_i = \|d_i - d\|$	平均绝对误差 $\Delta d = \frac{1}{3}\sum_{i=1}^{3}\Delta d_i$	测量结果 $d \pm \Delta d$
毛细管直径 d	1							
	2							
	3							

计算：

表面张力系数：$\alpha_0 = \dfrac{\rho g h d}{4} = $

平均绝对误差：$\Delta\alpha = \dfrac{\rho g}{4}(h \cdot \Delta d + d \cdot \Delta h) = $

测量结果：$\alpha = \alpha_0 \pm \Delta\alpha = $

【注意事项】

（1）正确使用液面测高仪和读数显微镜。

（2）实验过程中要保持水、玻璃器皿、毛细管洁净。

【思考题】

（1）为什么实验过程中要保持水、玻璃器皿、毛细管洁净？

（2）实验时，毛细管如与水面不垂直，对测量 h 有否影响？

（3）毛细管垂直放置在水中，如果毛细管在水面以上高度小于水在毛细管中可能上升的高度时，水是否将源源不断地流出毛细管？

实验五　模拟法测绘静电场分布

【实验目的】

(1) 学习模拟实验方法及用电压表与检流计测绘等势线。

(2) 加强对电场强度和电位概念的理解,了解电场线与等势线之间的关系。

(3) 描绘同轴圆柱面电场。

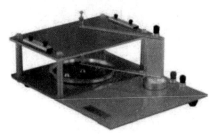

图 5-1　双层静电场描绘仪

【实验器材】

静电场模拟描绘仪、直流稳压电源、电压表、检流计、单刀双掷开关、导线、滑动变阻器(电阻箱)、绘图用纸。

【仪器描述】

双层静电场描绘仪分为上下两层(图 5-1)。上层用来放置描绘等势点的坐标纸,下层可安装同轴电极系统,两电极之间布有黑色的导电纸。探针也分为上下两个,由手柄连接起来,两探针保证在同一竖直线上(手动联动器)。移动手柄时,上探针在上层坐标纸上的移动和下探针在导电纸上的运动轨迹是一样的。下探针的针尖较圆滑,靠弹簧片的作用始终保证与导电纸接触良好。上探针则较尖,实验中,移动手柄由电压表的示数找到所要的等势点时,向卜按压上探针,则在坐标纸上扎下一小孔便记录下了与导电纸中的位置完全相应的等势点。

【实验原理】

静电场是由电荷分布决定的。确定静电场的分布,对于研究带电粒子与带电体之间的相互作用是非常重要的。理论上讲,如果知道了电荷的分布,就可以确定静电场的分布。在给定条件下,确定系统静电场分布的方法,一般有解析法、数值计算法和实验法。在科学研究和生产实践中,随着静电应用、静电防护和静电现象等研究的深入,常常需要了解一些形状比较复杂的带电体或电极周围静电场的分布,这时,理论方法(解析法和数值计算法)是十分困难的。然而,对于静电场来说,要直接进行探测也是比较困难的。其一是,静电场中无电流,一般的磁电式仪表不起作用,只能用静电式仪表进行测量,而静电式仪表不仅结构复杂,而且灵敏度也较低;其二是,仪表本身是由导体或电介质制成的,静电探测的电极一般很大,一旦放入静电场中,将会引起原静电场的显著改变。

由于在一定条件下电介质中的稳恒电流场与静电场服从相同的数学规律,因此可用稳恒电流场来模拟静电场进行测量,这种实验方法称为模拟法。对电子管、示波管、电子显微镜等许多复杂电极的静电场分布都可用这种方法进行研究,这是电子光学中最重要的一种研究手段。本实验通过测绘简单电极间的电场分布学习模拟法的运用。

模拟法本质上是用一种易于实现、便于测量的物理状态或过程来模拟另一种不易实现、不便测量的物理状态或过程。其条件是两种状态或过程有两组一一对应的物理量,并且满足相同形式的数学规律。理论分析知,除静电场外,传热学中的热流向量场和理想流体的速度场都可用电流场来模拟。此外,模拟法还常常用于大量缩小和小量放大等情况。因此,模拟法是一种重要的实验研究方法。

电场既可以用电场强度 E 来描述,又可以用电势 U 来描述。由于标量的测量和计算比矢量简便,因此人们更愿意用电势来描述电场。静电场与稳恒电流场的对应关系为(表 5-1):

表 5-1　静电场与稳恒电流场的对应关系

静电场	稳恒电流场
导体上的电荷 $\pm Q$	极间电流 I
电场强度 E	电场强度 E
介电常数 ε	电导率 σ
电位移 $\boldsymbol{D} = \varepsilon \boldsymbol{E}$	电流密度 $\boldsymbol{J} = \sigma \boldsymbol{E}$
无荷区 $\oint \varepsilon \boldsymbol{E} \cdot \mathrm{d}\boldsymbol{S} = 0$	无源区 $\oint \sigma \boldsymbol{E} \cdot \mathrm{d}\boldsymbol{S} = 0$
电势分布 $\nabla^2 U = 0$	电势分布 $\nabla^2 U = 0$

根据上表中的对应关系可知,要想在实验上用稳恒电流场来模拟静电场,需要满足下面三个条件:

(1) 电极系统与导体几何形状相同或相似。

(2) 导电质与电介质分布规律相同或相似。

(3) 电极的电导率远大于导电质的电导率,以保证电极表面为等势面。

为了分析实验探测的结果,我们以无限长同轴柱状导体间的电场为例。如图 5-2 所示,设真空静电场中圆柱导体 A 的半径为 r_1,电势为 U_0;柱面导体 B 的内径为 r_2,且 B 接地。导体单位长度带电 $\pm\eta$。

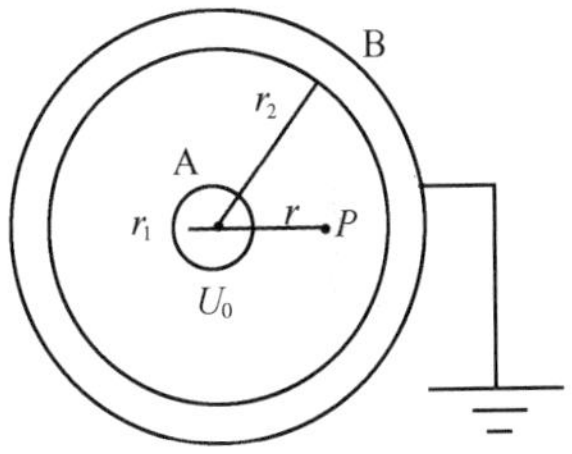

根据高斯定理,在导体 A、B 之间与中心轴距离为 r 的任意一点 P 的电场强度大小为

图 5-2　同轴柱状导体间的电场

$$E = \frac{\eta}{2\pi\varepsilon_0 r} \qquad ①$$

电势为

$$U = \int_r^{r_2} \boldsymbol{E} \cdot \mathrm{d}\boldsymbol{r} = \frac{\eta}{2\pi\varepsilon_0} \ln \frac{r_2}{r} \qquad ②$$

导体 A 的电势可表示为

$$U_0 = \frac{\eta}{2\pi\varepsilon_0} \ln \frac{r_2}{r_1} \qquad ③$$

于是有

$$U = U_0 \frac{\ln \dfrac{r_2}{r}}{\ln \dfrac{r_2}{r_1}} \qquad ④$$

将 A、B 间充以电阻率为 ρ、厚度为 b 的均匀导电质,不改变其几何条件及 A、B 的电位,则在 A、B 之间将形成稳恒电流场。设场中距中心点的距离为 r 处的电势为 U',在 r 处宽度为 $\mathrm{d}r$ 的导电质环的电阻为

$$\mathrm{d}R = \rho \frac{\mathrm{d}r}{S} = \rho \frac{\mathrm{d}r}{2\pi r b} \qquad ⑤$$

从 r 到 r_2 的导电质的电阻为

$$R_r = \int_r^{r_2} \mathrm{d}R = \frac{\rho}{2\pi b}\ln\frac{r_2}{r} \qquad ⑥$$

电极 A、B 间导电质的总电阻为

$$R = \int_{r_1}^{r_2} \mathrm{d}R = \frac{\rho}{2\pi b}\ln\frac{r_2}{r_1} \qquad ⑦$$

由于 A、B 间为稳恒电流场,则

$$\frac{U'}{U_0} = \frac{R_r}{R}$$

即

$$U' = U_0 \frac{\ln\dfrac{r_2}{r}}{\ln\dfrac{r_2}{r_1}} \qquad ⑧$$

比较式④和式⑧可知,电流场中的电势分布与静电场中完全相同,可以用稳恒电流场模拟描绘静电场。

　　本实验所使用的仪器如图 5-3 所示。在底盘上放有两个圆形电极,两电极之间放好导电纸,手动联动器的上下连杆分别有探针。探针端部成圆滑尖状,能保证在导电纸上滑动过程中接触良好。它的作用是通过与其连接在一起的电压表找到等电位点。位置找到后,可通过探针记录在上板的记录纸上。因为上下探针处于同一垂直线上,手按压上探针,把小孔一个个留在纸上,实验结束后可用笔把各小孔连成线,即得实验结果。

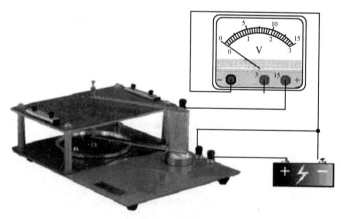

图 5-3　原理图

　　电压表一端与电源的正极相连,另一端在手动器上。显然,接通电源后,下探针与圆柱电极之间的导电纸上任一点接触时,在电压表上有一个指示值,该值就是这一点的电势值。当下探针沿导电纸滑动时,找出与电压表指示值相同的各点所构成的轨迹即等势线。这一等势线的位置可通过联动器上的上探针记录在纸上,电势大小可由电压表读出。用这种方法可以在坐标纸上绘出不同电势值的等势线。用电压表作指示测绘等势线,线路简单,直观易懂,测试方便,省时间。但是,由于电压表的接入,要引起测试点附近的测试场分布发生畸变,畸变大小取决于电压表内阻大小。这是造成较大系统误差的一个重要原因。

　　为排除由于电压表的引入使电场分布发生畸变的因素,本实验采取图 5-4 的连法。

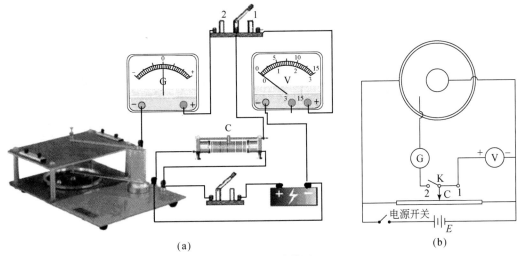

图 5-4　实验接线图

【实验步骤】

（1）按图 5-4 连好线路，经教师检查线路无误后，打开电源开关。

（2）实验电源电压取 6V，要求测定 5V、4V、3V、2V 各等势线，每条等势线至少 16 个测试点。

（3）将单刀双掷开关拨向"1"端，调节滑动变阻器的滑动端 C，使电压表指示为 5V（以测试 5V 等势线为例）。

（4）将单刀双掷开关由"1"端拨向"2"端，手动联动器使检流计指针指示为零，这时用上探针在记录纸上记下该点的位置。

（5）用以上方法将探针沿电极走一圈，找到 5V 等势线的其他各点（每个等势线至少测 16 个点）。

（6）重复步骤（3）~（5），再找出 4V、3V、2V 的等势线。

（7）用铅笔将等势点连接起来，根据等势线画电场线。将记录纸交予教师检查。

（8）实验完毕，将仪器恢复原位。

【数据记录与处理】

测绘等势线。

【注意事项】

（1）为避免接触电阻对探测的影响，下探针应与导电纸接触良好，而上探针应尽量与坐标纸面垂直且坐标纸一定要固定好，不要在测量过程中移动坐标纸。

（2）等势点间距离不要太大，一般在 1~2cm，对于等势线曲率较大或靠近电极处应多测一些等势点。

【思考题】

（1）用模拟法测量静电场分布的根据是什么？

（2）本实验中模拟法的实验条件是什么？

实验六　万用表的使用及基尔霍夫定律的验证

【实验目的】

（1）了解数字万用表的工作原理,熟悉并掌握数字万用表的主要功能和使用方法。
（2）验证基尔霍夫定律的正确性,加深对基尔霍夫定律的理解。

【实验仪器】

数字万用表、实验电源、实验电路、导线。

【仪器描述】

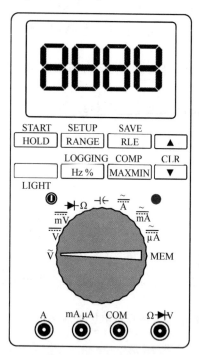

图6-1　数字万用表面板

数字万用表是一种多功能的测量仪器,主要功能是测量交、直流电压、电流,电阻、电容、频率,半导体参数及电路的通断性等。数字万用表测量值由液晶屏直接以数字形式显示,方便读取,是各类设备安装、调试、维护的必备工具。

数字万用表是由测量表头、选择旋钮、测量电路组成。万用表的表头采用串联或并联一些电阻进行分压或分流组成多量程的电表。选择旋钮是用来选择万用表所测量的项目和量程的,选择不同挡位即是切换电表内部测量电路的结构,从而改变量程、以便测量不同的参数。面板上还有机械零位调整螺丝、零欧姆调节电位器和标有(+)、(＊)等测量孔,数字万用表面板如图6-1所示。

当数字万用表测电压和电流时,被测量就会有电流通入测量机构,此时不需要内部电源,当选择旋钮选择到交流电压挡时,通过二极管的整流和限流电阻的限流后,由测量机构通过指针偏转显示出来;当选择到直流电压挡时,此时整流二极管没有接入整流,仅有限流电阻在限流;选择到直流电流挡时,整流二极管和限流电阻都没有接入电路,采用了闭路式分流电路,数字万用表直流电流测量电路实质上即是一个多量程的直流电流表,测电阻时,把选择旋钮选择到电阻挡,由于此时没有外部电流通入测量机构,因此必须要用到内部电池作为电源。

【实验原理】

1. 数字万用表的基本原理

数字万用表是利用模拟与数字转换原理,将被测电量转换为电压信号数字量,并以数字形式加以显示的测量仪表。它主要由输入电路、A/D转换器、逻辑控制电路、计数器、译码显示电路以及电源等部分组成,工作过程主要分为:第一是输入模拟量的直流量;第二是 A/D 变换器将模拟量直流量变换成数字量脉冲输出;第三是计数器检测脉冲数,由译码显示电路以数字形式显示被测电量值。数字电压表的核心是模/数转换(A/D)电路。A/D 转换器把被测电量直接或间接地转换为与之成比例的数字量。在各类数字万用表中,最常用的 A/D 转换器是逐次比较式和双积分式转换器。数字万用表原理方框图如图 6-2 所示。

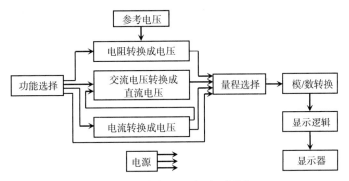

图 6-2　数字万用表原理框图

万用表的型号很多,但它们的结构、原理及使用方法基本相同。

2. 基尔霍夫定律

基尔霍夫定律是电路遵循、适用广泛(线性或非线性、含源或无源电路)的基本定律。其内容包括:基尔霍夫电流定律:任一时刻,流入电路中某一节点的电流代数和恒为零,即 $\Sigma I = 0$。基尔霍夫电压定律:任一时刻,沿电路中任一闭合回路绕行一周,电势降落的代数和等于零,即 $\Sigma IR + \Sigma \varepsilon = 0$。

运用上述定律时,先假设汇于各节点的所有分支电路中的电流强度参考方向,再确定闭合回路绕行方向,当选定的绕行方向,经过电源的正极再到负极,则电源的电势降为正,即为 $+\varepsilon$,反之为 $-\varepsilon$,当选定的绕行方向与电阻的电流参考方向一致时,电阻的电势降为正即为 $+IR$,反之为 $-IR$。如图 6-3 电路所示。可根据实验电路图列出基尔霍夫定律节点电流方程和回路电压方程:

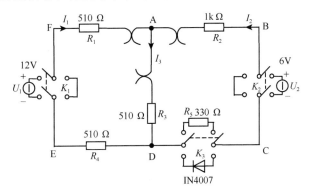

图 6-3　基尔霍夫定律实验电路

对节点 A:$I_1 + I_2 - I_3 = 0$
对 FADEF 回路:$U_{FA} + U_{AD} + U_{DE} - U_{EF} = 0$
对 ABCDA 回路:$-U_{AB} + U_{BC} - U_{CD} - U_{DA} = 0$
根据电路图所给的参数,可计算出实验电路的各电压和电流的理论值。

【实验步骤】

数字万用表使用之前,首先应熟悉电源开关、选择旋钮、功能键、输入插孔等。打开电源后应等待显示稳定之后再开始测量。

1. 数字万用表检测元器件——电阻测量、二极管检测

（1）先关断电路电源，保证电阻两端没有并入其他电器件，或是将电阻接线端从端子台上拆下来。将红色表笔接入电压端，黑色表笔接入公共端，将"选择"旋钮旋至欧姆挡"Ω"。将表笔接至电阻两端，测量电阻，读取测量结果，记入表 6-1。

需要特别注意的是：测量电阻时一定要确保电阻两端没有并入其他电器元件。

（2）二极管的检测：数字万用表可以测量发光二极管、整流二极管，二极管检测时，表笔位置与电压测量相同，将选择旋钮旋到"→▶"挡，用红表笔接二极管的正极，黑表笔接二极管的负极，这时会显示二极管的正向压降。普通硅二极管为 0.5~0.7V，锗二极管的压降是 0.1~0.2V，发光二极管为1.8~2.3V。调换表笔，显示屏显示"0L"则表示二极管正常，因为二极管的反向电阻很大，否则此二极管已被击穿。将测量结果记入表 6-1。

2. 用数字万用表测量直流电压及电流——基尔霍夫定律的验证

实验前先任意设定三条支路和三个闭合回路的电流参考方向。如实验图 6-3 所示，设定 I_1、I_2、I_3 的方向，三个闭合回路的绕行方向可以设为 ADEFA、BADCB、FBCEF。分别将两路直流稳压源接入实验电路，调节 $U_1 = 12V$，$U_2 = 6V$。

（1）将红色表笔接入电流端"A"，黑色表笔接至公共端 COM，选择旋钮选择直流电流挡"$\overline{A}$"，先关闭电源，切断电路，将仪表串联，接入电路，然后通电测量，分别测量三条支路电流 I_1、I_2、I_3，并记入实验表 6-2。

注意：当万用表探头处于电流端时，切勿将探头或组件并联，测量切勿超过量程，否则会烧坏万用表。

（2）将红色表笔接入电压端"V"，黑色表笔接至公共端 COM，"选择"旋钮选择直流电压挡"$\overline{V}$"，将"选择"旋钮旋至相应位；先关闭电源，切断电路，用表笔并联，然后通电将两只表笔接至接线端，进行测量，分别测量两路电源及各电阻元件上的电压值，并记入实验表 6-2。当需要测量毫伏电压时，应选择毫伏电压挡，既可测量直流毫伏，又可测量交流毫伏，当按下按钮功能键时，可切换至直流毫伏。

注意：切勿测量超过量程电压，否则会烧坏万用表。

（3）将实验图 6-3 电路中的电阻值代入方程，求解，得出计算值，记入表 6-2，并计算绝对误差和相对误差，并得出结论。

3. 用数字万用表测量交流电压及电流

将单相交流电源接至实验台，用开关、220V、15W 的白炽灯泡组成测量电路。

（1）交流电压测量：测量交流电压时，将红色表笔接入电压端"V"，将黑色表笔接至公共端 COM，选择旋钮必须选择交流电压挡"$\widetilde{V}$"，且旋至相应交流电压挡位，将两只表笔并联到灯泡两端，进行测量，读取数据数记入表 6-3。

（2）交流电流测量：将红色表笔接入电流端"A"，黑色表笔接至公共端 COM，"选择"旋钮选择交流电流挡"$\widetilde{A}$"，且旋至相应交流电流挡位，先关闭电源，切断电路，将仪表串联接入电路，然后通电测量，测量通过电路板灯泡电流，并记入实验表 6-3。

注意：当万用表探头处于电流端时，切勿将探头或组件并联，测量切勿超过量程，否则会烧坏万用表。

数字万用表的其他功能和指针式万用表的使用方法不一一赘述。使用时可参考用户手册。

【数据记录与处理】

表 6-1　数字万用表的使用

被测量	电阻 $R_5(\Omega)$	二极管正向压降（V）	二极管是否正常
测量值			

表 6-2　基尔霍夫定律验证

测量量	I_1 (A)	I_2 (A)	I_3 (A)	U_{EF} (V)	U_{BC} (V)	U_{FA} (V)	U_{AB} (V)	U_{AD} (V)	U_{CD} (V)	U_{DE} (V)
计算值										
测量值										
绝对误差										
相对误差										

用测量值验证基尔霍夫定律电压定律和电流定律,写出验证结论。

表 6-3　交流电压、电流的测量

被测量	灯泡两端电压 u(V)	通过灯泡电流 i(A)
测量值		

【注意事项】

(1) 对 600V 以上电路,不能用本万用表测量电流。选择合适的接线端,选择恰当挡位和量程。

(2) 避免误操作,如切勿用电流挡去并联测量电源,切勿用电阻挡去测电压或电流。

(3) 测量中防止稳压电源两个输出端碰线短路。

(4) 测量结束后,先将量程开关选择最高电压挡,再关闭电源,及时将探头和电路断开,防止下次开始测量时不慎损坏仪表。

实验七 数字示波器的使用

【实验目的】

(1) 了解数字示波器的基本原理。
(2) 熟悉数字示波器各主要旋钮的作用和使用。
(3) 掌握用数字示波器观察信号波形和测量电信号参数的方法。

【实验器材】

数字存储示波器、函数信号发生器、交流毫伏表、小型变压器、同轴电缆、导线。

【仪器描述】

数字存储示波器是能够正确将电信号转换为波形的仪器,具有能同时进行两个信号波形触发、存储、显示的功能,可以观察和测量电学量、磁学量及非电量转换的电信号。它是一种用途广泛的电子测量仪器,是医药电子设备不可或缺的工具。

一般数字示波器由电源、显示屏、控制面板组成。控制面板如图 7-1 所示。主要功能键如下。

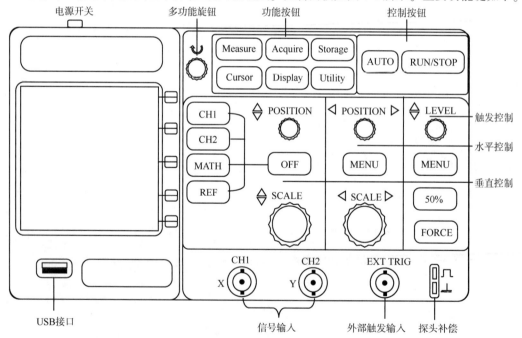

图 7-1 数字示波器操作面板示意图

(1) 伏/格(V/div)旋钮:调节本通道的垂直灵敏度。垂直灵敏度是在屏幕垂直方向上每网格所代表的电压值,可从屏幕下方读出。伏/格(V/div)旋钮实际上就是调节在屏幕垂直方向上波形显示的大小。按下该旋钮,可在粗调和细调两种模式下转换。粗调是以 1-2-5 方式步确定垂直灵敏度,细调是在当前挡位下进一步调整垂直灵敏度。

（2）垂直位置（POSITION）旋钮：调节本通道信号的垂直位置。

（3）秒/格（s/div）旋钮：调节所有通道的水平灵敏度。水平灵敏度是在屏幕水平方向上每网格所代表的时间，可从屏幕下方读出。秒/格（s/div）旋钮实际上就是调节在屏幕水平方向上波形显示的大小。

（4）水平位置（POSITION）旋钮：调节所有通道信号的水平位置。

（5）自动（AUTO）按钮：能够自动调节信号波形在屏幕中的显示大小和位置，使波形便于观察，同时在屏幕下方显示波形的峰峰值、周期和频率等参数。

（6）测量按钮：按下测量按钮，即在屏幕右侧显示信号的峰峰值、周期、频率等参数。

【实验原理】

1. 数字示波器的基本原理

数字示波器输入部分是垂直放大器，将模拟输入信号先进行适当的放大或衰减的数据采集。水平系统通过模数转换器 A/D 把被测信号转换为数字信息，捕获信号的一系列数字化样值，数字化包括"取样"和"量化"两个过程，取样是获得模拟输入信号的离散值，而量化则是使每个取样的离散值经 A/D 转换成二进制数字，数字化的信号在逻辑控制电路的控制下依次写入到 RAM（存储器）中，并利用数字信号处理技术对所存储的数据进行实时快速处理，得到信号的波形及其参数，然后 CPU 从存储器中依次把数字信号读出重构波形，并在显示屏上显示相应信号波形。典型的数字存储示波器原理方框图如图 7-2 所示。通过 GPIB 可以程控数字存储示波器的工作状态，并且实现内部存储器和外部存储器交换数据。

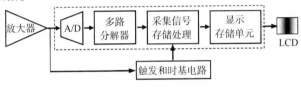

图 7-2　信号处理流程

大多数数字存储示波器都提供波形自动参数测量与处理功能，信号的各参量自动显示，还可以存储和调用显示特定时刻信号，使测量过程得到简化。数字示波器提供高性能处理单脉冲信号和多通道的能力，是低重复率或者单脉冲、高速、多通道设计应用的完美工具。

2. 李萨如图形

如果在示波器的 Y 轴与 X 轴上输入的都是正弦电压，则在荧光屏上得到的将是两个相互垂直的正弦波形的合成，称为李萨如图形（图 7-3）。

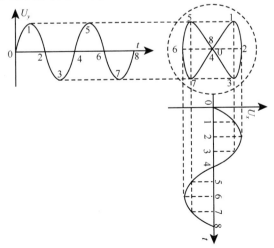

图 7-3　李萨如图形合成原理

如果在某一李萨如图形上任意作一条水平直线和一条垂直直线(注意直线不要通过图形本身交点),找出它们与图形相交最多的交点数(图7-4),则加在 Y 轴上的信号频率 f_Y 与加在 X 轴上的信号频率 f_X 之比,等于水平切线的切点数与垂直切线的切点数之比。即

$$\frac{f_Y}{f_X} = \frac{\text{水平切线上的切点数}}{\text{垂直切线上的切点数}}$$

如果这两个信号频率中有一个是已知的,则可由上式求出另一个未知频率。

图7-4给出了频率比值为简单整数比的几种李萨如图形。李萨如图的形状还与两正弦信号相位差 φ 有关。

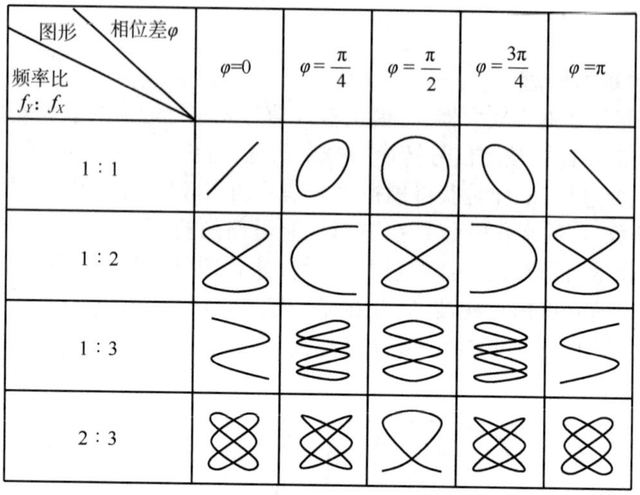

频率比 $f_Y:f_X$ ＼ 图形 相位差 φ	$\varphi=0$	$\varphi=\dfrac{\pi}{4}$	$\varphi=\dfrac{\pi}{2}$	$\varphi=\dfrac{3\pi}{4}$	$\varphi=\pi$
1:1					
1:2					
1:3					
2:3					

图7-4　频率比为简单整数比的几种李萨如图

【实验步骤】

1. 调节示波器,观察波形

(1)打开示波器电源开关,调节信号源的"波形选择"旋钮选择正弦波,调节"频率粗调"和"频率细调"旋钮使其输出频率为1kHz,电压有效值为1V的正弦交流电。通过探头线将信号发生器输出的正弦信号接入示波器通道CH1或CH2。按下"自动(AUTO)"按钮,示波器屏幕中出现正弦波,自动调节信号波形的大小和位置,并在屏幕下方显示波形的峰峰值、周期和频率等参数值。

(2)观察多功能函数信号发生器输出的锯齿波、正弦波、方波信号信息。熟悉数字存储示波器各旋钮、各按键的功能;学习示波器各旋钮调节,观察正弦波形,并使其稳定,调节信号源使其输出频率为1kHz、电压有效值为1V和输出频率为5kHz、电压有效值为2V正弦波,用示波器测量它的峰峰值、周期和频率,并记入表7-1中。

2. 测量信号电压

将交流毫伏表的挡位调至最大,把信号源"输出"端输出的信号送入交流毫伏表,再根据被测信号电压的大小适当调节挡位,此时,交流毫伏表显示被测交流电压的有效值。调节信号源的"幅度调节"旋钮,使交流毫伏表显示1V。此时,信号源"输出"端即输出频率为1kHz、电压有效值为1V的正弦交流电。

(1)将已知试电压 U_0(1V)接于示波器CH1,调节使图形大小适中,读出波形纵方向波峰到波谷所占的方格数 L_0,保持垂直灵敏度不变。

(2)将电源变压器的输出电压 U 接于示波器CH1,调节3个不同的电压值,读出波形纵向波峰到波谷所占的方格数 L 填入表中,用公式 $U = \dfrac{L}{L_0}U_0$ 计算待测电压,并记入表7-2中。

3. 利用李萨如图形测量信号频率

（1）根据李萨如图形原理,将数字信号发生器正弦波（已知信号,如频率 $f_X = 2000\mathrm{Hz}$）输入 CH1 通道,待测信号源正弦波（频率 f_Y）输入 CH2 通道,接好线路后,打开函数信号发生器,按动"自动（AUTO）"键,此时画面出现两个正弦波,按下水平控制 MENU 键,再按下屏幕右侧菜单选择第三个按键,在格式选项中选择"X-Y"工作模式,调节改变 CH2 通道输入的频率,同时观察屏幕中的图形,直到得到变化速度最慢的圆,此时信号发生器显示的频率约等于待测信号频率的李萨如图形。

（2）当两电压的频率成简单整数比时（1:1,1:2,1:3,2:3）,将出现稳定的李萨如图形。分别调整出 $\dfrac{f_Y}{f_X} = \dfrac{1}{1}$、$\dfrac{2}{1}$、$\dfrac{3}{1}$、$\dfrac{3}{2}$ 四种情形的李萨如图,可通过多次按动 Run/Stop 键,获取 $\varphi = 0$ 的状态图。

（3）改变待测信号发生器的频率显示出不同的李萨茹图形,根据图形可以确定两信号电压的频率比。分别读出水平线和垂直线与图形的切点数（N_X 为水平线与图形的切点数,N_Y 为垂直线与图形的切点数）,利用公式求出各频率比及被测频率 f_Y,记录 f_X,f_Y,并画出相应的李萨如图形,并记入表 7-3 中。

$$f_Y = \frac{N_X}{N_Y}f_X$$

【数据记录与处理】

（1）调节示波器、观察正弦波波形,交流电的正弦波形信号参数测量。

表 7-1　示波器测量信号参数表

波形	频率 （信号源测量）	电压有效值 （交流毫伏表测量）	示波器			
			测量 u_{pp}	计算 $u_{有效值}$	测量 周期	测量 频率
正弦波	1kHz	1V				
正弦波	5kHz	2V				

（2）电压测量

表 7-2　电压测量表

	电压（V）	波形幅度 L（格）	垂直灵敏度 U_0/L_0（伏/格）
标准			
待测电压 1			
待测电压 2			
待测电压 3			

（3）利用李萨如图形测定信号频率。

表 7-3　示波器测量信号参数表　　　　　$f_X = $ _____ Hz

李萨如图形	
水平线的切点数 N_Y	
水平线的切点数 N_X	
$f_Y : f_X$	
待测频率 f_Y	

注:f_X 为数字信号发生器频率,f_Y 为待测信号源频率。

实验操作结束,关掉电源,收好导线。将数据代入公式进行计算。

【注意事项】

（1）示波器的所有开关及旋钮均有一定的转动范围,当旋转到极限位置时,屏幕会显示达到极限,只能往回旋转,不能硬扳。

（2）示波器输入信号的电压不要超过规定的最大值。

（3）在观察李萨如图形的时候,注意相位差的影响。

【思考题】

（1）比较模拟示波器与数字示波器的优点。

（2）简述如何将李萨如图形稳定下来。

实验八　旋光仪测量糖溶液的浓度

【实验目的】

（1）观察旋光现象，通过直观认识加深对偏振光的理解。
（2）掌握用三荫板式旋光仪测溶液浓度的方法。

【实验器材】

WXG-4 旋光仪、糖溶液试管（包括已知浓度和未知浓度两种）。

【仪器描述】

旋光仪基本原理是在偏振化方向相互垂直的起偏器和检偏器之间放入旋光物质，通过观察检偏器一侧视场由黑暗变成有一定亮光，经转动检偏器后，又由有一定亮光恢复至原来的黑暗这一过程来实现测定旋光角 φ 的。但实际上，人眼对视场的黑暗、有一定亮光、重新恢复到原来的黑暗的判断是比较困难的，对两黑暗程度是否完全一致是很难准确反映的，这样就会给测量带来较大误差。为解决这个矛盾，人们设计了三荫板式旋光仪，其构造示意图如图 8-1 所示。

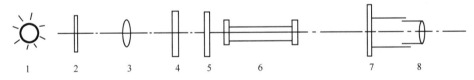

图 8-1　三荫板式旋光仪构造图

1. 光源　2. 滤光片　3. 透镜　4. 起偏器　5. 三荫板　6. 玻璃试管　7. 检偏器　8. 目镜

在起偏器 4 后面设置一块三荫板 5，三荫板是由两块玻璃片与条形石英片胶合而成的透光片，如图 8-2 所示。当偏振光通过三荫板时，透过玻璃的光，其振动方向保持不变，而透过石英的光由于旋光作用使光的振动方向旋转了一个角度 β，如图 8-3 所示。

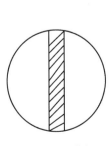

图 8-2　三荫板

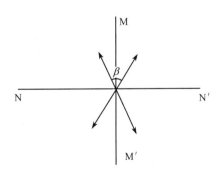

图 8-3　旋光作用光线图

这时如果玻璃管 6 中无旋光物质,调节检偏器 7 的位置,使之与起偏器的偏振化方向垂直时,则三荫板中由左右两块玻璃透出的光完全不能透过检偏器,而中间石英可以透过一部分光,这样从目镜 8 中观察视场时,会出现左、右黑暗中间稍亮的情形,见图 8-4(a);当旋转检偏器,使它的偏振化方向与中间石英条透出的光的振动方向垂直时,则中间光线完全不能透过检偏器,而左、右两块玻璃片透出的光可部分透过检偏器,这样视场中出现中间全暗,左、右两边稍亮的情形,见图 8-4(b)。特别注意:当使检偏器的偏振化方向 NN′ 垂直于 β 角的平分线 MM′ 时(图 8-3 所示),三荫板左、中、右三部分光振动的振幅在 NN′ 方向上的分量均相同,则通过检偏器的光强在左、中、右三部分均相同,视场呈均匀明亮程度,如图 8-4(c)所示,这时,左、中、右三部分的分界线消失,这一情况人眼容易判断,找出视场呈如图 8-4(c)情形是本实验关键所在,找出此情形即可进行测量。

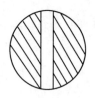 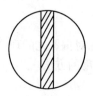 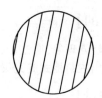

      (a)左右暗、中间亮   (b)左右亮、中间暗   (c)界线消失、均匀照亮

图 8-4　三种视场

仪器刻度盘采用双游标读数,以消除刻度盘偏心差。刻度盘分为 360°,每格 1°;游标分为 20 个小格(也可以称为 10 个大格),此 20 个小格对应刻度盘上 19°,则游标上 1 个小格相当于 0.05°,即此刻度盘的准确度为 0.05°。

【实验原理】

当偏振光通过某些物质,如石英晶体或含有有机物质的溶液(如本实验的糖溶液)时,光的偏振面会以光的传播方向为轴旋转一定的角度,这种现象就是旋光现象。能产生旋光现象的物质称为旋光物质,诸如糖溶液、石英、石油、松节油等都是旋光物质。

如图 8-5 所示:一束自然光经过起偏器后成为偏振光,当检偏器与起偏器的偏振化方向相互垂直时,无光透过检偏器,用眼在另一侧观察时,视场是黑暗的。如果此时在起偏器与检偏器之间放入旋光物质(本实验使用糖溶液),则可发现视场中会有一定亮光,这说明偏振光通过旋光物质后振动面以传播方向为轴旋转了一个角度 $\Delta\varphi$,使得通过旋光物质后的偏振光的偏振方向与此时的检偏器的偏振化方向不垂直了,所以就有一部分光透过检偏器,使得视场中又有了一定强度的光。如果这时旋转检偏器使之以相同方向转过 $\Delta\varphi$ 角,则检偏器偏振化方向又和透过旋光物质的偏振光的偏振方向垂直,此时视场重新恢复黑暗。若测出检偏器旋转角度 $\Delta\varphi$,也就测出了偏振光的偏振方向经旋光物质后旋过的角度 $\Delta\varphi$,旋光仪正是应用了这一原理。

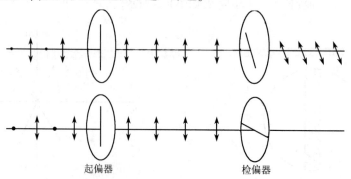

起偏器   检偏器

图 8-5　旋光现象

同一种旋光物质对不同波长的光,其振动面的旋转角度是不同的。实验发现,对于一定波长的

单色偏振光通过旋光物质后,振动面旋转的角度 $\Delta\varphi$ 与物质的厚度 d 成正比,即

$$\Delta\varphi = \alpha \cdot d \quad (\alpha\text{ 称为旋光率})$$

特别地,对于溶液,振动面旋转的角度除与通过溶液的厚度 d 成正比外,还与溶液的浓度 C 成正比,即

$$\Delta\varphi = \alpha \cdot C \cdot d \qquad \text{①}$$

本实验采用比较法,测量两种不同浓度的糖溶液对同一偏振光所旋过的角度 $\Delta\varphi$,从而利用式①算出待测糖溶液的浓度。

首先,把一个已知浓度为 C_0 的糖溶液装入玻璃试管中,试管的长度为 d_0,让偏振光透过该溶液,使用旋光仪测量其振动面旋过的角度 $\Delta\varphi_0$。根据式①,有

$$\Delta\varphi_0 = \alpha \cdot C_0 \cdot d_0 \qquad \text{②}$$

改用同种溶质、不同浓度 C_x(待测),厚度为 d_x 的另一种糖溶液,其旋光率仍为 α,重复进行上述实验步骤,测得其旋过的角度为 $\Delta\varphi_x$,根据式①,有

$$\Delta\varphi_x = \alpha \cdot C_x \cdot d_x \qquad \text{③}$$

比较式②与式③,有

$$\frac{\Delta\varphi_0}{\Delta\varphi_x} = \frac{\alpha C_0 d_0}{\alpha C_x d_x}$$

即

$$C_x = \frac{\Delta\varphi_x \cdot d_0}{\Delta\varphi_0 \cdot d_x} \cdot C_0 \qquad \text{④}$$

若取 $d_x = 2d_0$,则 $C_x = \frac{\Delta\varphi_x}{2\Delta\varphi_0} C_0$ 这样,就可求出待测糖溶液浓度的大小。

【实验步骤】

(1) 接通电源使钠光灯发光,待钠光灯稳定后再进行测量。

(2) 不放入旋光物质,缓慢地转动刻度盘调整检偏器的位置,找到左右黑暗、中间稍亮的情形(图8-4(a))之后,反方向稍微(幅度很小地)转动刻盘,立即出现左右稍亮、中间黑暗的情形(图8-4(b)),在(a)、(b)情形之间,微调刻度盘,找准分界线消失视场均匀亮度的情形(图8-4(c)),这时记下刻度盘左游标及右游标的位置读数 φ_1、φ_1',填入表8-1中(如果仪器校准得好,此时读数应为零度)。

(3) 放入已知浓度的糖溶液试管,参照步骤(2),先找情形(a),再微调刻度盘,找情形(b),最后在(a)、(b)之间找到分界线消失的情形(c),此时记下刻度盘位置读数 φ_2,φ_2';此时 $\varphi_2-\varphi_1$ 或 $\varphi_2'-\varphi_1'$ 即是偏振光通过已知浓度的糖溶液时旋转的角度 $\Delta\varphi_0$。

(4) 取出已知浓度的糖溶液试管,仍不放入任何旋光物质,重做步骤(2),并记录数据 φ_1 及 φ_1'。

(5) 放入未知浓度的糖溶液试管,参照步骤(3),并记录数据 φ_x 及 φ_x',这时即可求得偏振光通过未知浓度的糖溶液时旋过的角度 $\Delta\varphi_x$。

(6) 重复步骤(2)~(5)三次,填入表8-2中。

(7) 利用式④,即可求得未知糖溶液浓度 C_x。

【数据记录与处理】

表 8-1 已知浓度糖溶液

次数	左游标				右游标			
	φ_1	φ_2	$\Delta\varphi_0 = (\varphi_2 - \varphi_1)$	$\overline{\Delta\varphi_0}\big|_{左游标}$	φ_1'	φ_2'	$\Delta\varphi_0' = (\varphi_2' - \varphi_1')$	$\overline{\Delta\varphi_0'}\big|_{右游标}$
1								
2								
3								

表 8-2 未知浓度糖溶液

次数		左游标				右游标		
	φ_1	φ_x	$\Delta\varphi_x = (\varphi_x - \varphi_1)$	$\overline{\Delta\varphi_x}\big|_{左游标}$	φ_1'	φ_x'	$\Delta\varphi_x' = (\varphi_x' - \varphi_1')$	$\overline{\Delta\varphi_x'}\big|_{右游标}$
1								
2								
3								

结果：

$$\overline{\Delta\varphi_0} = \frac{1}{2}\left(\overline{\Delta\varphi_0}\big|_{左游标} + \overline{\Delta\varphi_0'}\big|_{右游标}\right) =$$

$$\overline{\Delta\varphi_x} = \frac{1}{2}\left(\overline{\Delta\varphi_x}\big|_{左游标} + \overline{\Delta\varphi_x'}\big|_{右游标}\right) =$$

未知糖溶液浓度：

$$C_x = \frac{\overline{\Delta\varphi_x}}{2\overline{\Delta\varphi_0}}C_0 =$$

【注意事项】

（1）钠光灯点燃后需待数分钟后才能使用，钠光灯寿命较短，不准随意短时间内开关钠光灯多次，用前做好准备，使用时间要集中。

（2）旋光仪要保持清洁，注意不要将玻璃试管跌落在地。

【思考题】

（1）三荫板的作用是什么？

（2）写出未知糖溶液浓度 C_x 的绝对误差 $\overline{\Delta C_x}$ 的计算过程。

实验九　分光计的使用

方法一　用分光计测定三棱镜的折射率

【实验目的】

（1）了解分光计的原理与结构,掌握分光计的调节与使用方法。

（2）学会利用分光计测定棱镜的顶角、最小偏向角的方法,计算棱镜的折射率。

【实验器材】

分光计、单色光源(钠光灯或汞灯)、平面反射镜、玻璃三棱镜等。

【仪器描述】

分光计是精确测定光线偏转角的仪器,也称测角仪。在光学测量中需要测量的角度很多,如测量反射角、衍射角或最小偏向角等。分光计与衍射光栅、三棱镜配合可观察衍射光谱、散射光谱,从而间接测出光波波长、棱镜的折射率、色散率等物理量。

分光计由五个部分组成,即底座、望远镜、载物台、平行光管和读数圆盘。图9-1是分光计外形和结构。

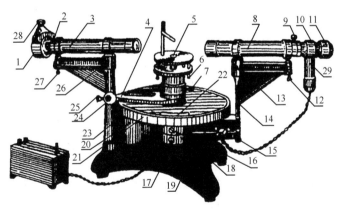

图9-1　分光计结构图

1. 狭缝装置　2. 狭缝装置锁紧螺旋　3. 平行光管部件　4. 制动架(二)　5. 载物平台　6. 载物台调平螺旋(3只)　7. 载物台锁紧螺旋　8. 望远镜部件　9. 目镜锁紧螺旋　10. 阿贝式自准直目镜　11. 目镜视度调节手轮　12. 望远镜光轴高低调节螺旋　13. 望远镜光轴水平调节螺旋　14. 支臂　15. 望远镜微调螺旋　16. 转座与度盘止动螺旋　17. 望远镜止动螺旋　18. 制动架(一)　19. 底座　20. 转座　21. 刻度圆盘　22. 游标盘　23. 立柱　24. 游标盘微调螺旋　25. 游标盘止动螺旋　26. 平行光管轴水平调节螺旋　27. 平行光管轴高低调节螺旋　28. 狭缝宽度调节手轮　29. 目镜照明电源

1. 平行光管

平行光管的作用是产生平行光。管筒固定在架座的一只脚上,管筒一端装有一个消色差的凸透镜,另一端装有一个带狭缝的套管,调节狭缝螺丝可以改变狭缝的宽度。若用光源把狭缝照明,转动伸缩螺丝使套筒前后移动,改变狭缝和透镜的距离,使狭缝落在透镜的主焦面上,就可以发出平行光,另外可通过调节螺丝,使其光轴与分光计的中心轴相垂直。

2. 望远镜

望远镜由物镜和目镜组成。为了调节和测量,在物镜和目镜之间靠近目镜焦点附近装有一块十字形分划板,紧靠分划板一侧,装有一个透光十字窗的全反射小棱镜。为照亮十字窗,特在目镜筒侧边设有一个专用照明光管,这种结构称为阿贝式目镜。当目镜内十字窗被照明后,通过物镜向外射出的光线被载物台上与望远镜光轴垂直的平面反射镜反射后,再进入望远镜所成的十字像不但清晰可见,且与物平面(分划板的十字线)重合,如图 9-2 所示。则望远镜已被调好,这种利用阿贝目镜凭自身发出的平行光束进行调准的称为自准望远镜,另外可通过调节倾斜螺丝使望远镜的光轴与中心轴垂直。

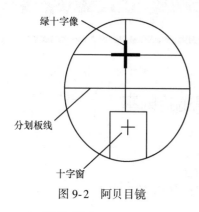

图 9-2　阿贝目镜

(标注:绿十字像、分划板线、十字窗)

3. 载物平台

在刻有若干同心圆的小圆台上,附有夹具簧片,用来固定光栅、平面镜或三棱镜等物体。平台下方有三个能调整台面与分光计中心轴相垂直的调平螺丝。整个台面又可由调节升降螺丝来调节高度,以适应不同的被测对象。

4. 读数圆盘

圆盘可绕转轴运动,圆盘的边缘有两个角游标,这两个角游标与望远镜固定连接。当望远镜固定时,若圆盘绕轴转过一个角度,可以从游标读出这个转角的数值。反之,若圆盘固定,望远镜转动,也可以从游标读出望远镜的转角。圆盘有固定螺丝来止动。测量转角时必须同时读两边读数,再按下式计算转角 φ

$$\varphi = \frac{|\theta_1' - \theta_1| + |\theta_2' - \theta_2|}{2}$$

式中 φ 为望远镜相对圆盘转轴实际转动的角度,θ_1、θ_2 是第一次游标 1 和游标 2 的角度读数值(起始值),θ_1'、θ_2' 是转动望远镜之后(游标 1 和游标 2)两游标的角度读数值(注意:θ_1、θ_1' 是为一个游标的读数值,θ_2、θ_2' 是为另一个游标的读数值,不能混淆)。采用这种读数法,可以消除由于圆盘的游标不同心所引起的误差(即偏心差)。

分光计的读数:

游标盘的读数和游标卡尺很像,角度刻度盘的外盘代表 360°,最小分格数为 0.5°,即 30′;游标盘被等分为 30 格,最小分格为 1′。

在游标盘的主尺上读到最小单位度,角度的读法以角游标的零线为准,从外盘上找到与游标零线相对应的地方,读出“度”数,再找到游标上与外盘刻线刚好重合的刻线,读出“分”数。游标盘读数加上游标读数之和为最终读数,不需要估读。

5. 三脚架座

三脚架座是整个分光计的底座,架座中心有一垂直方向的转轴,望远镜和读数盘可绕该轴转动。

【实验原理】

当光从空气中射到折射率为 n 的媒质分界面时发生偏折,入射角与折射角之间遵从折射定律。如图 9-3 所示,即有

$$n = \frac{\sin\alpha}{\sin\gamma} \qquad ①$$

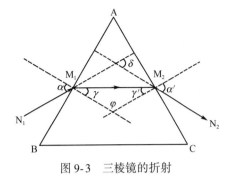

图 9-3 三棱镜的折射

当光线 N_1M_1 入射到棱镜上,经棱镜的两次折射,出射光线为 N_2M_2,N_1M_1 与 N_2M_2 之间夹角 δ 称为偏向角。当棱镜的顶角 $\angle A$ 一定时偏向角 δ 的大小随入射角 α 的变化而变化,可以证明,入射角 α 等于出射角 α' 时,入射光和出射光之间的夹角最小,此时的偏向角成为最小偏向角,记作 $\delta_{\min}$。由图 9-3 可知,当偏向角最小时,图中各角有如下关系

$$\gamma = \gamma', \quad \alpha = \alpha'$$

所以

$$\delta_{\min} = 2(\alpha - \gamma) \qquad ②$$

而

$$\varphi = 180° - \angle A = 180° - 2\gamma$$

所以

$$\gamma = \frac{\angle A}{2}$$

由式②得

$$\alpha = \frac{\delta_{\min}}{2} + \gamma = \frac{\delta_{\min}}{2} + \frac{\angle A}{2} = \frac{\delta_{\min} + \angle A}{2}$$

所以

$$n = \frac{\sin\dfrac{\delta_{\min} + \angle A}{2}}{\sin\dfrac{\angle A}{2}} \qquad ③$$

由此,在三棱镜折射率的测量中,只要测量出三棱镜的顶角 $\angle A$ 和最小偏向角 $\delta_{\min}$,就可以计算出三棱镜对该波长的入射光的折射率 n,顶角 $\angle A$ 和对该波长的最小偏向角 $\delta_{\min}$ 由分光计测定。

【实验步骤】

1. 测量三棱镜的顶角

为了精确测量,必须将分光计调好。分光计经过调节后,必须满足下述两个要求,入射光和出射光应为平行光,即平行光管发出平行光,望远镜接收平行光;平行光管和望远镜的光轴都与仪器的转轴垂直。注意在调节前先用眼睛估计一下,使各部件位置尽量合适,然后分别对各部分进行调节。分光计调节的关键是调好望远镜,其他的调节可以望远镜为标准。

(1)调节望远镜:

1)使望远镜聚焦于无穷远

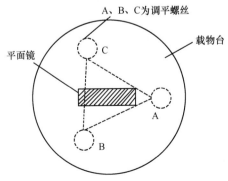

图 9-4 平面镜的位置

a. 将平行平面镜放在载物台两调平螺丝 B、C 的中垂线上,并用夹具弹簧片固定,如图 9-4 所示。

b. 接通电源,从目镜观察被照亮的十字窗及分划板上的黑色双十字线(又称十字叉丝),前后移动目镜使十字线成像清晰(图 9-2)。

c. 调节载物台的升降螺丝,使平面镜中心与望远镜光轴等高,镜面尽量与光轴垂直。再放松游标盘止动螺丝,慢慢左右转动载物台,从望远镜观察被平面镜反射回来的"绿十字像"。若找不到,则应反复调节望远镜倾斜螺丝和平台的调平螺丝,并左右转动望远镜,直到找到为

止。接着调节目镜叉丝和物镜距离(利用望远镜伸缩螺丝),使绿十字像在视场内既清晰,又无视差(把头左右移动,观察不到十字像与分画线的相对移动)。这时望远镜已被调焦于无穷远处。

2)使望远镜光轴垂直于仪器转轴

a. 观察由平面镜的一个表面 A 反射回的十字像,并准确估计十字像横线距分划板十字线横线的距离 S',转动平台 $180°$,仔细观察由另一表面 B 反射的十字像,并准确估计十字像横线与分划板十字线横线的距离 S'',然后调节载物台调平螺丝 B 或 C,将从 B 表面反射的十字像移至新的位置,使它与十字线横线的距离 $S = \dfrac{S'-S''}{2}$(十字像在十字线横线上方,S,S',S'' 为"+",在下方为"-")。

b. 调节望远镜倾斜螺丝,使十字像横线与分划板上的十字线横线重合。

这样望远镜光轴已调节得垂直于转轴了。

(2)调节目镜,将分划板十字线调成水平和垂直:左右转动望远镜,观察十字像是否水平地移动,如果分划板的水平横线与十字像的移动方向不平行,就要转动目镜使两者平行(注意,不要破坏望远镜的调焦)。然后将目镜锁住。

(3)调节三棱镜的主截面垂直于仪器转轴:将三棱镜放在平台上,调节待测顶角 $\angle A$ 的两个侧面与仪器转轴平行,即与已调节完的望远镜光轴垂直。为了便于调节,可以将三棱镜三边垂直于平台下三个螺丝的连线位置,如图 9-5 所示,转动平台使 AB 面正对望远镜,此时读数圆盘的内盘应与平台固定在一起。在平台转动时,内盘同时转动。调节螺丝 D_2 使 AB 面与望远镜光轴垂直(不可再调节望远镜下面的螺旋,否则望远镜和分光计系统将重新调节)。然后转动平台使 AC 面正对望远镜,调节螺丝 D_3 使 AC 面与望远镜光轴垂直,直到由两个侧面(AB 和 AC)反射回来的亮十字像都与分划板上方十字线重合为止。这样,三棱镜的镜面 AC 和 AB 就与仪器转轴平行,也就是三棱镜的主截面垂直于仪器转轴了。

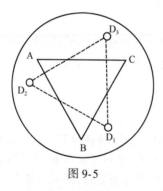

图 9-5

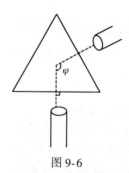

图 9-6

(4)测三棱镜顶角 $\angle A$:利用望远镜自身产生平行光,用灯光照亮分划板,转动望远镜或平台,先使望远镜对准 AB 面使反射的亮十字像与分划板上方的十字线重合,固定望远镜和平台,记下刻度盘上两边的游标读数 θ_1 和 θ_2,如图 9-6 所示。然后再转动平台(望远镜固定,或者转动望远镜将平台固定),使 AC 面正对望远镜,使反射亮十字像与分划板上方十字线重合,固定平台(或望远镜),记下刻度盘游标读数 θ_1' 和 θ_2'(注意 θ_1 和 θ_2 不能颠倒,即转动平台前游标 1 的读数为 θ_1,转动平台后游标 1 的读数为 θ_1'),两次读数相减得 $\angle A$ 角的补角 φ,故 $\angle A = 180° - \varphi$,可以证明

$$\varphi = \frac{1}{2}(\varphi_1 + \varphi_2) = \frac{1}{2}(|\theta_1 - \theta_1'| + |\theta_2 - \theta_2'|)$$

所以

$$\angle A = 180° - \varphi = 180° - \frac{1}{2}(|\theta_1 - \theta_1'| + |\theta_2 - \theta_2'|)$$

(5)重复步骤(4)测三次,再次计算出顶角 $\angle A$。

（6）将上述测量结果分别记录下来，计算顶角∠A的平均值。

2. 测三棱镜的最小偏向角

（1）接通单色光源（钠光灯或汞灯），照亮平行光管的狭缝。转动平台，寻找单色光经棱镜折射后的狭缝像。

（2）调节平行光管：

1）调节平行光管使产生平行光：将已聚焦于无穷远的望远镜作为标准，这时平行光射入望远镜必聚焦在分画线平面上。将已调好的望远镜对准平行光管，并开灯照亮狭缝，同时伸缩狭缝套筒致使望远镜中看到既清晰，又与分划板无视差的狭缝的像，这时平行光管发出的光即为平行光。

2）使平行光管光轴与仪器转轴垂直：也用已调好的望远镜光轴为标准，只要平行光管光轴与望远镜光轴平行，则平行光管光轴与仪器转轴也必定垂直。

把狭缝转到水平位置，使其像与分划板的水平线相重合，若不重合，则调节平行光管的倾斜螺丝，即可达到要求。转动望远镜使其狭缝正好被分划板的纵轴所平分。然后使狭缝转90°与分划板纵轴重合，即表示平行光管轴与望远镜光轴平行，再适当调节缝宽，1mm左右为宜。

（3）固定望远镜，松开平台，使棱镜随平台一起转动，此时谱线向一方移动。当平台上的棱镜转至某一位置时，虽然棱镜继续向原方向转动，而谱线却停止移动，以后又向反方向移动。谱线停止移动的这个特定位置便是最小偏向角位置。固定平台，仔细调节望远镜的水平调节螺丝，使谱线与分划板上十字线的竖线重合，同时记录左、右游标上的读数 θ_1 和 θ_2。

（4）保持平台不动，取下三棱镜，转动望远镜，直接找到平行光管狭缝的像，使其与分划板十字刻线的竖线重合，记下游标上的读数 θ_1' 和 θ_2'，则前后游标读数之差即为此单色光源谱线对三棱镜的最小偏向角。

（5）重复步骤（3）和步骤（4）测三次，但旋转平台的方向与前步骤相反，再次计算出最小偏向角。

（6）将上述测量结果记录下来，并计算最小偏向角的平均值。

（7）根据已测出三棱镜的顶角∠A和最小偏向角 δ_{min}，按式③计算三棱镜的折射率。

实验者自行设计记录表格。

【数据记录与处理】

1. 计算棱镜的顶角∠A（表9-1）

表9-1　计算棱镜的顶角

次数 ＼ 角度	θ_1	θ_1'	θ_2	θ_2'	$\varphi = \frac{1}{2}(\mid \theta_1' - \theta_1 \mid + \mid \theta_2' - \theta_2 \mid)$
1					
2					
3					

$$\angle A_1 = 180° - \varphi_1 =$$

$$\angle A_2 = 180° - \varphi_2 =$$

$$\angle A_3 = 180° - \varphi_3 =$$

$$\overline{\angle A} = \frac{\angle A_1 + \angle A_2 + \angle A_3}{3} =$$

2. 测量棱镜的最小偏向角 δ_{min}（表 9-2）

表 9-2   测量棱镜的最小偏向角

次数 ＼ 角度	θ_1	θ_1'	θ_2	θ_2'	$\delta_{min} = \frac{1}{2}(\,\mid\theta_1' - \theta_1\mid + \mid\theta_2' - \theta_2\mid)$
1					
2					
3					
平均值					

$\overline{\delta_{min}} =$

3. 计算棱镜的折射率

$$n = \frac{\sin\dfrac{\delta_{min} + \angle A}{2}}{\sin\dfrac{\angle A}{2}} =$$

【注意事项】

（1）严禁用手触及三棱镜及分光计各光学器件表面。

（2）狭缝不得合并，以免磨损刀口。

（3）望远镜调好以后，转动望远镜时不要搬动镜筒，应将望远镜与刻度盘固定，转动刻度盘来带动望远镜的转动。同样将平台与读数圆盘的内盘固定后，转动内盘来带动平台的转动，以免使平台上的光学元件掉落。

（4）在测量读数时要注意，若使望远镜转动，必须将读数圆盘的内盘固定（若转动平台即内盘则必须将望远镜和外盘固定），读出的数据才是测量的准确值，否则读数圆盘的内、外盘将同时绕中心轴转动使测量数据不准确。

【思考题】

为什么要用单色光源测最小偏向角？

方法二   用衍射光栅测量光波波长

【实验目的】

（1）熟悉分光计的调整与使用。

（2）理解光栅衍射的原理，掌握用衍射光栅精确测量波长的原理和方法。

【实验仪器】

分光计、光栅、钠光灯等。

【实验原理】

衍射光栅简称光栅，是根据多缝衍射原理制成的一种分光元件。光栅的种类很多，有平面光栅和凹面光栅；有透射光栅和反射光栅，本实验选用平面透射光栅。

平面透射光栅是在光学玻璃片上刻上大量互相平行，宽度和间距相等的刻痕制成的。当光照射在光栅面上时，刻痕处由于散射不易透光，光线只能在刻痕间的狭缝中通过。因此，光栅实际上是一排平行等距、紧密排列的等宽狭缝。

如图9-7所示,各狭缝的宽度为a,缝与缝之间不透光部分的宽度为b,d为相邻两狭缝中对应点之间的距离,且$d=a+b$,称为**光栅常数**。若以单色平行光垂直照射在光栅面上,则透过各狭缝的光线因衍射将向各个方向传播,衍射光经会聚透镜发生多光束干涉并在透镜焦平面上形成一系列分隔得较远的对称分布的明条纹。按照光栅衍射理论,凡是满足光栅方程

$$d\sin\theta = \pm k\lambda \quad (k = 0,1,2,\cdots) \qquad ①$$

这样的衍射光将会加强,在焦平面上形成明条纹称为谱线。$\theta=0$时对应为$k=0$时的中央明纹即零级谱线,该谱线亮度最强。对称排列在0级谱线两侧的光谱依次称为$+1$级,$+2$级,$\cdots$,-1级,-2级,$\cdots$,其亮度亦随级数绝对值的增加而依次减弱如图9-8所示。

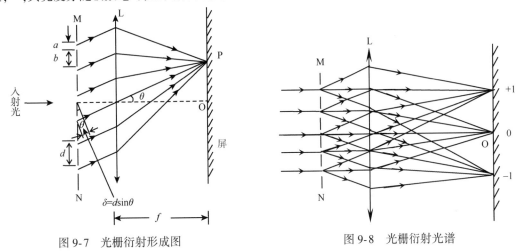

图9-7　光栅衍射形成图　　　　　　图9-8　光栅衍射光谱

如果复色光入射,由式①可知,除零级以外,同一级k中衍射角θ随波长增大而增大,这样复合光就可以分解成各种单色光而形成一系列彩色谱线,这些谱线称为该入射光的衍射光谱。

本实验已知光栅常数$d=1.82\times10^{-6}$m,利用光栅方程及图9-8所示之原理图,测量出$+1$级,-1级相应之衍射角φ_{+1}、φ_{-1},即可求出入射光的波长,这是一种测量光波波长的标准方法之一,计算式如式②所示。

$$\lambda = \frac{d\sin\overline{\varphi}}{\mid k \mid} \qquad ②$$

【实验步骤】

(1) 调节分光计(调节方法可参考实验九中的"方法一",调好后不可擅自移动)。

(2) 观察光栅对钠光衍射谱线(包括左、右对称的不同衍射级),在环境较暗的情况下,可观察到二级衍射光谱(此时光栅平面必须与入射光垂直,亦与载物台垂直)。

(3) 调节望远镜使十字叉丝的交点与0级黄光像对齐,此时可记下望远镜所在位置φ_0。

(4) 慢慢向右移动望远镜,直到看清$+1$级光谱线为止,且将十字叉丝交点与$+1$级黄光像对齐,此时记下望远镜所在位置φ_{+1},则$\varphi_右=\varphi_{+1}-\varphi_0$。

重复(3)(4)步骤五次,取$\overline{\varphi}_右=\dfrac{1}{5}\sum\varphi_右$作为右边$+1$级光谱线的衍射角。

(5) 再次调节望远镜使十字叉丝的交点与0级黄光像对齐,并再次记下望远镜所在位置φ_0'。

(6) 慢慢向左移动望远镜,直到看清-1级光谱线为止,且将十字叉丝交点与-1级黄光像对齐,此时可记下望远镜所在位置φ_{-1},则$\varphi_左=\varphi_{-1}-\varphi_0'$。

重复(5)(6)步骤五次,取 $\overline{\varphi}_{左} = \dfrac{1}{5}\sum \varphi_{左}$ 作为左边 -1 级光谱线的衍射角。

(7)取左、右衍射角的 $\overline{\varphi} = \dfrac{\overline{\varphi}_{右} + \overline{\varphi}_{左}}{2}$ 代入式②中,求出入射光的波长 λ 值。

【数据记录与处理】

数据记录与处理见表9-3。

表 9-3   实验数据记录与处理

位置 次数	级数	φ_0 级	φ_{+1} 级	差值 $\varphi_{右}$	φ_0' 级	ψ_{-1} 级	差值 $\varphi_{左}$
1							
2							
3							
4							
5							
平均							
衍射角 $\overline{\varphi} = \dfrac{\overline{\varphi}_{右} + \overline{\varphi}_{左}}{2}$							

测量结果: $\lambda = \dfrac{d\sin\overline{\varphi}}{|k|}$

【注意事项】

(1)对光学仪器及光学元件表面不可用手摸,不准对着光学元件说话、打喷嚏、咳嗽等,以免光学元件表面被污染。如发现污染,不可自行处理,找指导教师解决。

(2)光具组位置不可擅自移动,仪器要避免振荡。

(3)钠光灯用毕后要立即关上,短时间内不可重复开、关多次,否则将缩短钠光灯寿命。

(4)入射狭缝要尽可能小,则光谱宽度小,便于精确测量。

【思考题】

(1)本实验中误差产生的主要因素是什么?

(2)试写出 λ 的绝对误差 $\Delta\lambda$ 的计算过程。

实验十 用光电比色计测定液体的浓度

【实验目的】

（1）了解光电比色计的基本结构,掌握其测量原理。

（2）学习用光电比色计测定溶液浓度的方法。

【实验器材】

581-G 型(581-S)光电比色计(一台)、滤色片三块(红、绿、蓝)、比色皿(5 只)、试管和试管架、吸管、已知浓度的标准硫酸铜溶液三种(0.3%、0.6%、0.9%)、待测硫酸铜溶液。

【实验原理】

当一束单色平行光射入溶液时,由于一部分光能被溶液吸收,因而射出光的强度就会减弱。若溶液的浓度一定,则光通过溶液的距离越长,其强度减弱得越多;若光通过溶液的距离不变,则溶液的浓度越大,光强度的减弱也越多。对于光通过溶液后,入射光与出射光的强度关系,由朗伯-比尔定律可得

$$\frac{I}{I_0} = \mathrm{e}^{-\beta c L} \qquad ①$$

其中,I_0 为入射光的强度,I 为出射光的强度,c 为溶液的浓度,L 为光在溶液中通过的距离;β 为比例系数,其数值由溶液的性质及入射光的波长决定。将式①两边取对数得 $-\lg\frac{I}{I_0} = \beta c L \lg \mathrm{e}$ 或

$$A = EcL \qquad ②$$

其中,$A = -\lg\frac{I}{I_0}$ 称为光密度或吸收度;$E = \beta \lg \mathrm{e}$ 称为消光系数;$T = \frac{I}{I_0}$ 称为透光率。显然,吸收度越大,透光率越小。

由式②可知,吸收度 A 与溶液的浓度 c 以及光通过的距离 L 成正比。因此,当 L 一定时,如果测出浓度为 c_0 的标准溶液的吸收度 A_0,以及待测溶液的吸收度 A_x,便可求出待测溶液的浓度 c_x。即

$$\frac{c_x}{c_0} = \frac{A_x}{A_0} \qquad ③$$

光电比色计就是根据上述原理而设计的。它是化学实验、生化实验和临床检验中常用的仪器。它的主要部分是光电池、光点检流计、光源、分压电位器和制流电位器等组成,另有滤色片、比色皿等附件。其基本结构如图 10-1 所示。

当接通电源后,由光源发出的白光通过选择过的滤色片后,变成与有色溶液的颜色成互补色的单色光 I_0(因为有色溶液对它的互补色光吸收最大,从而提高了测量的灵敏度)。经过有色溶液吸收后,透射光为 I_x,射到光电池上。由于光电池的内光电效应,因而产生光生电动势,于是,有光电流通过光点反射检流计。调节分压电位器(粗调)和制流电位器(细调),使光点反射检流计的光点达

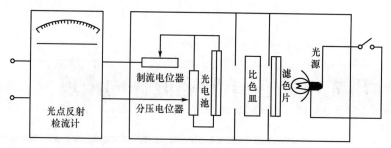

图 10-1　光电比色计结构图

到满标度,其值就是与射入光线的强度 I_0 所对应的光电流 i_0。然后将比色皿换成溶液,这时照射到光电池上光的强度为 I,其所对应的光电流为 i。根据光电效应的规律:光电流大小与照射光的强度成正比,则 $\dfrac{I}{I_0} = \dfrac{i}{i_0}$,于是有 $A = -\lg\dfrac{I}{I_0} = -\lg\dfrac{i}{i_0}$。因此,根据光电流的大小就可决定 A 或 T 的大小。光电比色计标尺上的刻度就是按这种关系确定的。在电流计上附有两种标度,上行标度为均匀分布的百分标度 $0\sim100$,表示以 $I_0 = 100$ 为基准的透射光强度值,这样的标度也反映出透光率的大小。例如,标度 100 表示透光率 $T = \dfrac{I}{I_0} = \dfrac{100}{100} = 1$。下行标度为对数标度,表示吸收度 $A = -\lg\dfrac{I}{I_0}$,标度范围为 $\infty \sim 0$。

【仪器描述】

本实验所用仪器为 581-G 型光电比色计,可采用 220V 交流电或 6V 蓄电池的直流电供电,它的内部结构如图 10-2 所示,图中省略了外接直流电源线路与稳压装置。

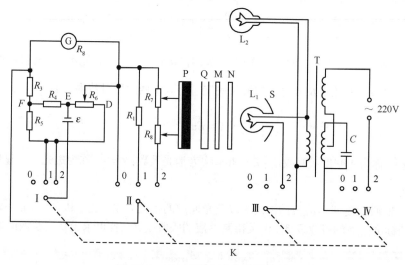

图 10-2　581-G 光电比色计线路图
G. 悬镜式检流计　K. 控制开关旋钮　P. 光电池　Q. 比色皿　M. 滤色片　N. 绝热玻璃　S. 反光镜

电路由三部分组成:第一部分为电源变压器部分。变压器用来供应灯泡 L_1、L_2 所需要的电压。第二部分为光电池线路。第三部分为调零线路(内有干电池一节)。装有四刀三掷开关 Ⅰ、Ⅱ、Ⅲ、Ⅳ(这四个开关实际上是装在同一转轴上,图中把它们画开了),均由机壳上的控制开关旋钮所控制,每个开关均有三档"0"、"1"、"2"。

当开关处在"0"档时,电路不通,灯泡 L_1、L_2 不亮。当控制开关旋钮转到"1"档时,所有开关均到"1"档,这时灯泡 L_1 不亮,L_2 亮,标尺上有光圈出现,同时调零线路接通。

调零线路是一种桥式电路,如图 10-3 所示。图中 R_g 为检流计的电阻。设触点 C 在某一位置时,电桥平衡,这时电流计中无电流通过。通常光圈中黑线应位于标尺上行的"0"标度处,但由于某些机械原因,光圈黑线可能偏离了"0"点。这时可通过改变电桥触点 C 的位置,可使光圈黑线位于"0"处。

当控制开关转到"2"档,这时所有电路均接通,灯泡 L_1 发光,该光通过绝热玻璃、滤色片、溶液后,再射到光电池上,产生的光电流有一部分进入检流计使线圈发生偏转,此时圈中黑线在标尺上也移到相应的位置。由于不同的溶液对光的吸收不同,照射到光电池上的光的强弱

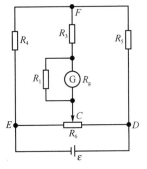

图 10-3　调零线路

也不均,产生的电流强度也不等,以致光圈中黑线在标尺上的位置也不同;蒸馏水对光的吸收最小,通常假定其透光率为100%,通过它的透射光射到光电池上,产生的电流最大,此时,检流计中光圈黑线的位置应落在标尺上的"100"处,如果此时光圈黑线不落在"100"处,则可通过调节电位器 R_7、R_8 改变检流计中的电流,使光圈黑线落在"100"处(电位器 R_7、R_8 即图 10-4 中的"粗调"和"细调")。经过调整后,在测量其他液体的透光率(或吸收度)时,就不能再调节"粗调"和"细调"了。实验测得的某液体的透光率(或吸收度)是相对蒸馏水而言的。因此标尺上关于透光率的读数(除"0"外)也只有相对的意义。

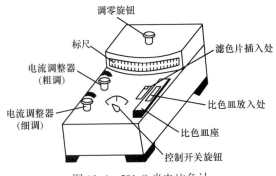

图 10-4　581-G 光电比色计

【实验步骤】

(1) 如图 10-4 所示,先将光电比色计的控制开关旋钮拨到"0"上;将旋钮"粗调""细调"分别沿逆时针方向拨到零点。

(2) 插入选择好的滤色片,然后将电源线插头接到220V 的交流电源上。

(3) 将控制开关旋钮拨到"1"处,然后调节仪器箱顶上的零点调整器,将检流计的光点调节到标尺"0"的位置上(上排刻线的零位)。

(4) 取三只洗净擦干的比色皿,一只盛蒸馏水,另一只盛待测溶液,第三只盛标有 0.3% 浓度的标准硫酸铜溶液。液体不要盛得太满,以免溢出杯外,而损坏仪器。先将盛有蒸馏水和标准硫酸铜溶液的比色皿放在比色皿座内,并加盖盖好,以免外来光线射入。

(5) 将控制开关旋钮拨到"2"处,预热 5min 使电流达到稳定。将加入蒸馏水的比色皿推入光路,调节"粗调""细调"旋钮,使光圈中的黑线调到透光率为"100"处,调节时先粗调到光圈黑线接近"100"处时再细调。

(6) 将盛有浓度为 0.3% 的标准硫酸铜溶液的比色皿推入光路,读出吸收度 A_0,记入表 10-1 中。再把开关旋钮拨到"1"处,粗、细调节旋钮分别沿逆时针方向旋到底。重复(5)(6)步骤,读出 5 个 A_0 数值。

(7) 将控制开关旋钮从"2"拨到"1",从比色皿座中取出盛有浓度为 0.3% 的标准硫酸铜溶液的比色皿,换入盛有待测硫酸铜溶液的比色皿,然后盖好比色皿盖。用(5)(6)步的方法读出待测硫酸铜溶液的吸收度 A_x,重复测量读出 5 个 A_x 数值。

(8) 分别将 0.6% 和 0.9% 的硫酸铜溶液按步骤(5)、步骤(6)、步骤(7)再测量相应的吸收度 A_x。

(9) 实验完毕,将控制开关旋钮拨回"0"处,粗、细调节器沿逆时针方向转到"0"处,拔去电源插头。取出滤色片和比色皿,倒出溶液,立即将比色皿擦洗干净,将比色皿盖盖在比色皿座上。

【581-S 光电比色计】

1. 概述

许多物质的溶液是有颜色的,而有些物质的溶液本身没有颜色,但可以通过与某些试剂的作用而生成有色化合物。这些溶液具有一个共同的特点,即当其浓度改变时,溶液颜色的深浅也随之改变,溶液越浓,颜色就越深。因此,可以用比较溶液颜色深浅来测定溶液中有色物质的含量,这种基于比较颜色深浅的分析方法称比色分析。比色分析与重量分析和容量分析相比具有如下特点:比色法具有较高的灵敏度。因此,比色分析特别适用于对微量组分的测定;比色分析测定手续简便,快速,所用仪器相当简单。特别是近年来采用了新的特效有机显色剂和络合掩蔽剂,可以经分离而直接进行比色测定。581-S 光电比色计具有:仪器小巧、结构简单,数字显示清晰、精度高,价格低、性能好,仪器无须进行暗电流调零,操作方便、测试迅速等特点。

2. 用途

581-S 光电比色计可以测量各种物质在可见光区域内的吸收光谱,从而对物质的成分进行定性和定量的分析,该仪器广泛应用于下述领域:

(1) 冶炼、地质勘测中的物质分析;

(2) 医疗卫生临床化验;

(3) 环境污染中的水质分析;

(4) 农业科学研究中的土壤成分分析;

(5) 钢铁工业中的炉前快速分析。

3. 原理

比色法是化学分析方法的一种,其原理是基于被测定物质溶液的颜色或加入显色剂后所生成的有色溶液,其颜色强度和物质含量成比例。溶液中的物质在光的照射激发下,产生对光吸收的效应。因此,根据光被有色溶液吸收的强度,即可测出溶液内物质含量的多少。即光能量减弱的程度和物质的浓度有一定的比例关系,符合比色原理——朗伯-比尔定律。

4. 主要技术指标

(1) 波长范围:400~700nm

(2) 量程范围:0~100%(T)　0~1.999(A)　0~199.9(C)

(3) 灵敏度:以 0.001%重铬酸钾($K_2Cr_2O_7$)溶液,注入到光径为 10mm 的比色皿中,用 No. 42 色片进行测定,在与蒸馏水对比时的读数不小于 0.01A。

(4) T/A 转换精度:≤±0.005A(0.5A 处)

(5) 稳定性:预热 15min 后,零点源移≤1.5%T/3min

(6) 线性误差:±6%(0.1~0.3A),±3%(0.3~0.6A),±4%(0.6~0.8A)

(7) 重现性:同一溶液读数误差≤0.5%(T)

5. 工作条件

(1) 环境温度:5~40℃

(2) 环境相对湿度:<85%

(3) 电源电压:即(1%±10%)×220V

6. 仪器结构

581-S 光电比色计的外形如图 10-5 所示。

该仪器的光路图如图 10-6 所示,从灯泡在反射镜内发出的光,透过绝热玻璃和滤色片,再通过装在比色皿内的有色溶液,到达光电二极管,光电二极管产生的电流送至仪器的电路进行放大处理,然后显示测试结果。

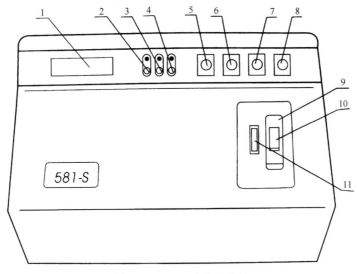

图 10-5　581-S 光电比色计

1. 显示器　2. T 选择开关　3. A 选择开关　4. C 选择开关　5. T 粗调节钮　6. T 细调节钮　7. A 调零钮　8. C 校正钮
9. 比色皿座　10. 比色皿盖　11. 滤色片

7. 操作方法

（1）测量前的准备：

1）仪器置于坚固平稳的工作台上,以免被测溶液倾斜而造成测量误差。

2）选择所需滤色片,插入仪器的滤色片座内。

3）接通电源,预热 15~20min。

（2）测量：

1）在一只比色皿中注入蒸馏水作空白液,另一只比色皿加入试液。

2）将两只比色皿插入仪器上活动的比色皿座内,并将比色皿盖盖上,以遮去杂光。

3）将注入空白液的比色皿推入光路,按下 T 选择开关,调节 T 粗调节钮、T 细调节钮,使显示器的数字为 100.0。按下 A 选择开关,调节 A 调零钮,使显示器的数字为 0.000。

4）将加入试液的比色皿推入光路,按下 T 选择开关,即可读出试液的透光率,按下 A 选择开关,即可读出试液的吸光度。

5）如要测量试液的含量,可将注入已知含量溶液的比色皿推入光路,按下 C 选择开关,调节 C 校正钮,使显示器的数字为该溶液的含量。然后将被测试液推入光路,即可读出试液的含量。

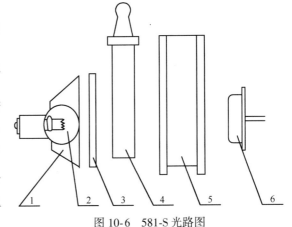

图 10-6　581-S 光路图

1. 反射镜　2. 灯泡　3. 绝热玻璃　4. 滤色片
5. 比色皿　6. 光电二极管

8. 仪器维护

（1）仪器必须按顺序操作,不要任意按动各种键钮。

（2）仪器应当放置在干燥的地方,以免仪器受潮影响测量正确性。

（3）操作及搬运仪器时要小心轻放,防止剧烈振动。

（4）用过的比色皿,应用蒸馏水洗净,并用细软且能吸水的布或镜头纸擦干,在拿比色皿时,应执握比色皿的磨砂表面,不应触及比色皿的光学平面,从而不使透光度受到影响。

（5）仪器在长期搁置后使用,必须增加预热时间至 1h 以上。

（6）测量时应防止被测溶液漏入仪器中。

（7）为保证测量时吸光度的精度,应经常进行校正,步骤如下:

1）将注入空白液的比色皿推入光路,按下 T 选择开关,调节 T 调节钮,使数字显示为 100.0,按下 A 选择开关,调节 A 调零钮,使数字显示为 0.000。

2）按下 T 选择开关,调节 T 调节钮,使数字显示 10.0,按下 A 选择开关,用改锥调节仪器后侧的 A(1)校正电位器,使数字显示为 1.000。

（8）关于 581-S 光电比色计

更换"灯泡的特别提示":

更换仪器内的灯泡时,应按下列步骤进行:

1）卸下仪器底盖,取出损坏的灯泡

2）按下 T 选择开关,T 粗调节钮逆时针旋到底,T 细调节钮顺时针旋到底,插入 No. 65 滤色片。

3）把灯泡旋紧,插入固定架,接通电源,缓慢改变插入位置的同时,仔细观察仪器显示的数字应在 50.0 左右,然后旋紧固定螺钉,装上仪器底盖即可。

【数据记录与处理】

数据记录与处理见表 10-1。

表 10-1　浓度和吸收度的测量

次数	c_0	A_0	A_x	c_x
1				
2				
3				
4				
5				
平均				

【注意事项】

（1）清洁比色皿。应用蒸馏水清洗,必要时,可先用硝酸作为清洁液进行洗涤,再用蒸馏水冲净。

（2）实验中应避免仪器受到震动。

（3）未插入滤色片时,不得将开关旋钮拨到"2"处,以免损坏光电池。

（4）每次将滤色片插入时,应保持同一面方向,以防滤色片表面的微小差别影响测量结果。

（5）在实验中,若有一段较长的间歇时间,则应该将开关旋钮旋到"0"或"1"处,避免光电池引起不必要的曝光,应当随时将比色皿盖好,防止杂光射到光电池上。

（6）比色皿可以耐酸,但装入强酸时间不宜太久,在使用后应立即清洗。

【思考题】

（1）在实验中,你选用的是什么颜色的滤色片？为什么？

（2）光电比色计为什么要用互补色滤色片？

实验十一 糖溶液 *n-C* 曲线的描记与模拟尿糖的定标

【实验目的】

(1) 了解阿贝折射仪的构造、原理。

(2) 掌握阿贝折射仪的使用方法,并利用阿贝折射仪测定葡萄糖溶液的折射率。

(3) 熟悉实验数据的图示法,并绘制糖溶液的 *n-C* 曲线。

(4) 测出各种不同浓度的"模拟尿液"相应的含糖量"+"号值和折射率,并标明"+"号值与折射率 *n* 的对应关系。

【实验器材】

阿贝折射仪、蒸馏水、无水乙醇、不同浓度的葡萄糖溶液、滴管、尿糖测试试纸、酒精棉等。

【实验原理】

1. 光的全反射

光波从一种媒质进入到另一种媒质时,在两种媒质的分界面上发生折射现象,并且遵循折射定律

$$\frac{\sin\alpha}{\sin\gamma} = \frac{n_2}{n_1}$$

如图 11-1 所示,n_1 和 n_2 分别表示媒质 1 和媒质 2 的折射率,α 表示入射角,γ 表示折射角,若 $n_1 > n_2$(即光线从光密媒质进入光疏媒质),则入射角 α 小于折射角 γ,当折射角为 $\pi/2$ 时,所对应的入射角被定义为**临界角** α_0(图 11-2)。当入射角大于或者等于临界角 α_0 时,不再会有光线折射进入媒质 2,而是在分界面上全部反射回到媒质 1,我们称这种现象为光的**全反射现象**。

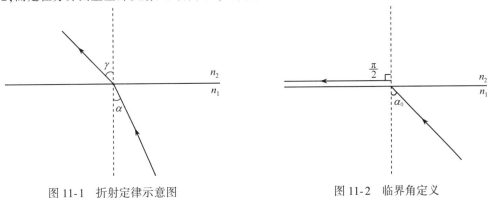

图 11-1　折射定律示意图　　　　　　图 11-2　临界角定义

2. 仪器简介

本实验所使用的阿贝折射仪就是根据上述光的全反射现象所遵从的原理而制成的。阿贝折射仪是医学检测和药物鉴定中常用的分析仪器,可用来测量透明、半透明液体及透明固体的折射率等

参量,其外形和各部分名称如图 11-3 所示(阿贝折射仪的型号不一,外形各异,我们给出的是较为常用的 WAY-2W 型阿贝折射仪的外形结构图)。

阿贝折射仪的主要部分是由两个相同的直角棱镜 ABC 和 DEF 构成的,如图 11-4 所示。两棱镜的相对镜面间夹有待测液体薄层(设其折射率为 n)。棱镜 DEF 的上表面 DF 为磨砂表面,由普通光源发出的光由镜面 P 反射通过透光孔进入棱镜 DEF,经折射后射到磨砂表面 DF,这使磨砂表面被照亮而成为发光面。因为磨砂面使光向各个方向漫反射,因此由 DF 面可发出各种可能方向的漫反射光线通过液层入射 ABC 的 AC 面。因液层很薄,一定会有入射角非常接近 90°的入射光,如图11-4中所画出的光线 SO,叫作**掠射光线**。设棱镜的折射率为 N,如果 $N>n$,则 SO 射入 AC 面后折射角为棱镜对液体的临界角 α_0。OR 在 BC 面的入射角 α 及折射角 γ 都由 α_0 而定,也就是说出射线的位置由待测液体的折射率 n 所决定。因为 SO 是所有入射 AC 面的光线中入射角最大的,所以射入 AC 面的光线经两次折射后其出射线的方向只可能在 RL 的左边。若射入的光为单色光,则对准 RL 方向的望远镜视野中,将看到一半明一半暗的视场,而 RL 方向的光线所成的像就是这明暗区域的分界线,我们只要测定该分界线 RL 的出射角 γ 就可以求出待测液体的折射率 n。

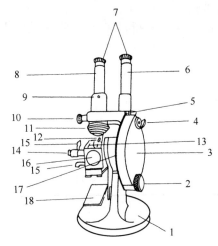

图 11-3 阿贝折射仪外形结构

1. 底座 2. 棱镜方位旋转调节旋钮(用来调节视场中黑白场交界线的位置) 3. 圆盘组 4. 刻度照明小反光镜 5. 支架 6. 读数镜(刻度镜) 7. 目镜 8. 望远镜筒 9. 折射率示值调节螺钉 10. 阿米西棱镜消色散手轮 11. 色散值刻度圈 12. 旋钮(可使主辅棱镜锁紧打开) 13. 棱镜组 14. 温度计插孔 15. 恒温水入口出口 16. 遮光帽 17. 主轴 18. 反光镜

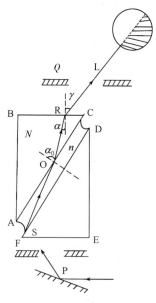

图 11-4 阿贝折射仪原理图光线

图 11-4 中,设棱镜的棱角 $\angle ACB$ 为 φ,由 $\triangle ORC$ 可知

$$\alpha_0 + 90° = \alpha + 90° + \varphi$$

即

$$\alpha_0 = \alpha + \varphi$$

对光线 SO 和 OR,由折射定律得

$$n\sin 90° = N\sin\alpha_0$$

所以

$$n = N\sin\alpha_0 = N\sin(\alpha + \varphi) = N\sin\alpha\cos\varphi + N\cos\alpha\sin\varphi$$

在 BC 界面 R 点有

$$N\sin\alpha = n_{空}\sin\gamma = \sin\gamma \quad (n_{空} = 1)$$

故

$$\sin\alpha = \frac{\sin\gamma}{N}, \quad \cos\alpha = \sqrt{1 - \sin^2\alpha} = \frac{1}{N}\sqrt{N^2 - \sin^2\gamma}$$

代入前式得

$$n = \sin\gamma\cos\varphi + \sin\varphi\sqrt{N^2 - \sin^2\gamma}$$

式中,棱镜的棱角 φ 和折射率 N 均为定值,因此 n 由 γ 决定,从折射仪测得角 γ,即可确定液体的折射率 n 值。阿贝折射仪就是根据这一原理设计的直接读数的仪器。

仪器使用前必须进行校准,可用蒸馏水($n_D^{20} = 1.3333$)或标准玻璃块进行校准(标准玻璃块上标有折射率 n 值)。下面介绍用蒸馏水校准的步骤:

(1) 把棱镜旋钮 12 松开,将两个棱镜用无水乙醇或易挥发溶剂及镜头纸擦干净。以免有杂质而影响校准精度。

(2) 用滴管将 2~3 滴蒸馏水滴在下面棱镜的毛玻璃上表面,合上并旋紧棱镜旋钮,使液膜均匀、无气泡,并充满两棱镜的间隙。

(3) 调节反光镜 18 及 4,使两镜筒视场明亮,再转动棱镜方位旋转调节旋钮 2,将折射率刻度对准 1.3333 处,如图 11-5 所示。

(4) 从望远镜中观察黑白分界线是否平分视场,即在十字叉丝中央,如图 11-6 所示,若明暗区域分界线不在十字叉丝中央,则调节折射率示值调节螺钉 9,使明暗区域分界线和十字叉丝交叉点处相重合。调好后一般不要再动示值调节螺钉 9。

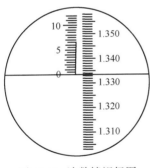

图 11-5 读数镜视场图

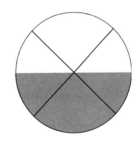

图 11-6 望远镜视场图

由于采用白光作为光源时,光线通过棱镜要发生色散,所以通常观察到的明暗分界线是有色彩的彩带。若在调节中视场出现色散,可调节阿米西棱镜消色散手轮 10 至色散消除,即明暗分界线清晰。

3. 溶液的 n-C 曲线

在实验室中,我们常用溶质一定且浓度已知的系列溶液作为标准,并用阿贝折射仪测出它们的折射率,再画出溶液折射率与浓度的关系曲线,即 n-C 曲线。这样,通过测出同种溶质浓度待定溶液的折射率 n_x,就可以根据曲线,在坐标横轴上求出未知溶液的浓度 C_x。这类方法不仅在物理实验室中经常用到,而且也常为医药学科研所采用。

【实验步骤】

1. 葡萄糖溶液 n-C 曲线的描记

(1) 扭动旋钮 12,打开三棱镜,用擦镜纸蘸无水乙醇或用酒精棉仔细将三棱镜擦净并晾干。

(2) 用滴管将待测折射率的葡萄糖溶液滴在进光棱镜的磨砂面上(通常滴一至两滴即可),合上两棱镜,转动旋钮12将棱镜锁紧,这时在两棱镜间形成均匀的待测液体薄层。

（3）调节反光镜18及刻度照明小反光镜4,使两镜筒视场明亮,调节目镜7焦距,左筒观察到清晰的刻度,右筒(望远镜8)观察到清晰的十字叉丝。

（4）调节棱镜方位旋转调节旋钮2,在望远镜中寻找明暗区域分界线,并使镜中叉丝交点与明暗分界线基本对齐。

（5）如果明暗分界线附近有彩色,则可调节阿米西棱镜消色散手轮10,消去色散,即让视场中分界线色彩消失(且不呈某一单色,如红或蓝色的边线),而形成清晰的明暗分界线。

（6）再细调棱镜方位旋转调节旋钮2,使镜中叉丝交点恰好落在明暗分界线上,即让分界线平分视场,如图11-6所示。

（7）从读数镜6视场中内侧标度尺上读取被测溶液的折射率,如图11-5所示,注意准确记录标记线处的5位有效数字(含估读位)折射率数值。

读数镜6视场中另一侧标度尺上指示的为糖度值(糖度是溶液含糖量的指标。它以葡萄糖溶液百分浓度作为标准,按其相应的折射率,衡量溶液的含糖量。例如,10%的葡萄糖溶液,即100mL蒸馏水中溶入10g葡萄糖固体的溶液,其糖度值为$10°$而相应的折射率n_{10}约为1.3479)。

测量过程中,选择8～10个不同浓度的葡萄糖溶液作为测量对象,对每一种溶液重复测量三次相应的折射率,并求出折射率的平均值。然后以浓度C为横坐标,折射率n为纵坐标,在坐标纸上画出葡萄糖溶液的n-C关系曲线。

2. 模拟尿糖的定标

用尿糖试纸测出浓度为0%、0.25%、0.5%、1.0%、1.5%、2.0%的葡萄糖溶液("模拟尿液")的"+"号值,并用阿贝折射仪,按上面(1)～(7)的步骤,测出相应的折射率n值,列表标出相应的折射率、百分浓度、糖度和"+"号值的对应关系。

【数据记录与处理】

1. 葡萄糖溶液 n-C 曲线的描记（表 11-1）

表 11-1　葡萄糖溶液 n-C 曲线的描记

折射率　次数 ＼ 浓度	2%	4%	6%	8%	10%	12%	14%	16%
1								
2								
3								
平均值								

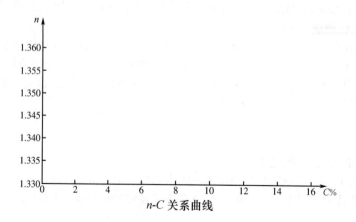

n-C 关系曲线

2. 模拟尿糖的定标(表 11-2)

表 11-2　模拟尿糖的定标

项 目　　　　浓度	0%	0.25%	0.5%	1.0%	1.5%	2.0%
糖度	0°	0.25°	0.5°	1.0°	1.5°	2.0°
折射率						
"+"号值						

【注意事项】

(1) 往棱镜上加待测液时,不得使滴管与棱镜表面接触。

(2) 测完某液体,再测另外液体时,必须将棱镜表面擦洗干净,棱镜表面只能用擦镜纸或脱脂棉擦洗,常用的清洗液有乙醇、乙醚、二甲苯等。糖类和易溶于水的盐类溶液应先用蒸馏水洗擦干净,再用有机溶剂洗涤,擦净并晾干再使用。

(3) 仪器避免强烈振动和撞击,以免光学零件损伤,影响测量精度。

(4) 各种不同浓度的溶液或物质不能混合。测具有腐蚀性的液体时,应避免与金属部分相接触。

(5) 液体的折射率与温度有关,如测量同一种液体在不同温度下的折射率,可将温度计放入插孔 14 内,通入恒温水,待温度稳定 10min 后方可测量。

(6) 阿贝折射仪使用前须校准。

(7) 实验后,要用清洗液反复擦净棱镜,并晾干(15min 后)方可合上棱镜组。

(8) 测量"模拟尿液""+"号时,应在 1min 内完成。

【思考题】

(1) 若待测液体的折射率 n 大于折射棱镜的折射率 N 时,能否用阿贝折射仪来测定该液体的折射率? 为什么?

(2) 望远镜中明暗分界的半荫视场是如何形成的?

(3) 如果怀疑市场中购得的某种含糖饮品的真伪,你如何利用本实验所学知识和技能对其进行鉴定?

(4) 阿贝折射仪是根据什么原理制成的?

(5) 在测量"模拟尿液""+"号时,若读数时间过慢为什么试纸的颜色向"+"号大的颜色变化?

实验十二 听阈曲线的测量

【实验目的】

（1）掌握听觉听阈曲线的测量方法。

（2）加深对响度级、等响曲线和听阈曲线的理解。

【实验器材】

人耳听觉听阈实验仪、全密封头戴立体声耳机（监听级）等。

【仪器描述】

1. 听觉实验仪原理简介

一般听觉实验仪采用微电脑控制，产生的正弦信号，经衰减器送到功率放大器，得到最大的功率、送到耳机去便是0dB衰减的声强级，调节衰减旋钮（含粗调和微调）可改变功率、送到耳机去便可得到不同分贝衰减的声强级，衰减越多、声强级越小。这样就可以利用此仪器来测量人耳（左或右）对于不同频率、不同声强声音的听觉情况。其原理方框图如图12-1所示。

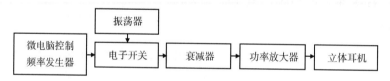

图 12-1　听觉实验仪原理方框图

2. 听觉实验仪面板简介

FD-AM-B人耳听觉听阈测量实验仪面板如图12-2所示，由频率选择显示、频率控制按键（包括复位键、确认键、选位键和+1键4个按键）、声强显示、听阈按键、痛阈按键、间断连续按键、左耳右耳按键、校准旋钮、衰减粗调细调旋钮等组成，其中频率控制按键的作用是：

（1）复位键：按下时，仪器设定复位（初始）频率为1000Hz。

（2）确认键：信号频率设置后必须按下确认键，否则设定的频率不能有效输出。

（3）选位键：频率选择显示屏能显示有5位数字，从右到左分别显示个位、十位、百位、千位、万位。选位键能按次序分别选中其中一位，被选中的一位数码管会闪烁，这时只能对闪烁的被选中的位进行修改操作，修改完成后，按下确认键闪烁就会停止，输出有效频率。

（4）+1键：对被选中的位的数字进行修改，按下+1键，就会对选中的位的数字进行加1，每按1次数字加1，依次改变数字为0~9。

【实验原理】

1. 声强和声强级

声波是能够使听觉器官引起声音感觉的机械波，其频率范围为20~20000Hz。描述声波能量的

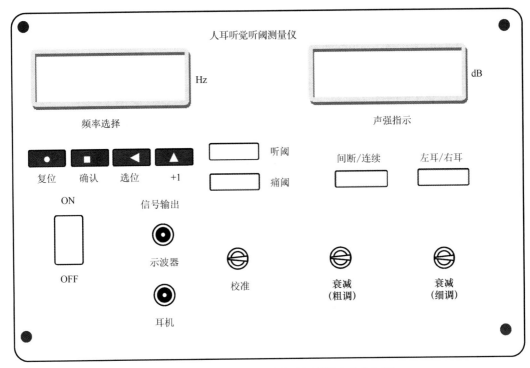

图 12-2　FD-AM-B 人耳听觉听阈测量实验仪面板

大小常用声强和声强级两个物理量,声强是单位时间内通过垂直于声波传播方向的单位面积的平均能量,用符号 I 来表示,其单位为 W/m²,是用来描述声波能量的物理量。由于人耳能够感知的不同声音的声强的数量相差悬殊,因此引入了声强级的概念,声强级是声强的对数标度,它是根据人耳对声音强弱变化的分辨能力来定义的,用符号 L 来表示,其单位为分贝,L 与 I 的关系为

$$L = \lg \frac{I}{I_0} (\text{dB}) nL = 10\lg \frac{I}{I_0} (\text{dB})$$

其中 I 是所描述声波的声强,I_0 是声波频率在 1000Hz 时一般正常人感觉到的最低声强人平均值。

2. 响度级和等响曲线

人耳对声音强弱的主观感觉称为响度。响度与声强(或声强级)有关,随着声强(或声强级)的增大而增加,但二者不是简单的线性关系,因为响度还与频率有关,不同频率的声波在人耳中引起相等的响度时,它们的声强(或声强级)并不相等。

在医学物理学中,常用响度级这一物理量来描述人耳对声音强弱的主观感觉,其单位为昉(Phon)。昉是选取频率为 1000Hz 的纯音为基准声音,并规定它的响度级在数值上等于其声强级数值(注意:它们的单位并不相同!),然后将被测声音与基准声音比较,若被测声音听起来与基准声音的某一声强级的声音一样响,则该基准声音的响度级(其在数值上等于声强级)就是该声音的响度级。例如:规定频率为 1000Hz、声强级为 60dB 的声音,其响度级为 60昉。频率为 100Hz、声强级为 72dB 的声音,与 1000Hz、声强级为 60dB 的基准声音等响,则频率为 100Hz、声强为 72dB 的声音,其响度级为 60昉。以频率为横坐标、声强级为纵坐标,绘出不同频率的声音与 1000Hz 的标准声音等响时的声强级与频率的关系曲线,称为等响曲线。图 12-3 为正常人耳的等响曲线。

3. 听阈曲线

引起听觉的声音,不仅在频率上有一定范围,而且在声强上也有一定范围。能引起人耳听觉的频率范围大约在 20~20000Hz,对于该范围的任意频率来说,声强还必须达到某一数值时才能引起人耳听觉。能引起人耳听觉的最小声强叫作听阈,对于不同频率的声波,听阈是不同的,听阈与频率的关系曲线叫作听阈曲线,图 12-3 中,0昉的等响曲线就是听阈曲线。

随着声强的增大,人耳感到声音的响度也提高了,当声强超过某一最大值时,声音在人耳中会引起痛觉,这个最大声强称为痛阈。对于不同频率的声波,痛阈也不同,痛阈与频率的关系曲线叫作痛阈曲线,在图12-3中,响度级为120㖄的等响曲线。

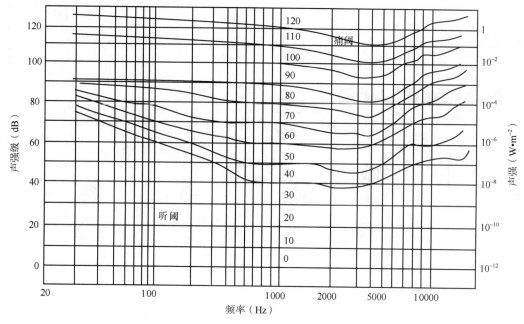

图12-3　正常人耳的等响曲线

在临床上常用听力计测定病人对各种频率声音的听阈值,与正常人的听阈进行比较,借以诊断病人的听力是否正常。

【实验步骤】

(1) 按下电源开关,指示灯亮,预热5min。

(2) 在面板上插入耳机,分别按下"听阈"按键、"间断"按键和"左耳"按键。

(3) 被测者戴上耳机,打开左耳开关,背向主试人和仪器测量左耳(或各人自行测试)。

(4) 选择测量频率(仪器初始为1000Hz)。反复调节"衰减粗调"和"衰减细调"旋钮,使被测者刚好听到1000Hz的声音,调节"校准"旋钮,使声强指示屏显示0dB(注意:此后整个听阈测量实验过程中,"校准"旋钮不能再调节)。

(5) 渐增法测定:分别选定表12-1中的各测试频率,旋转衰减旋钮,使被测人完全听不到声音,然后开始交替调节衰减粗调和细调旋钮逐渐减小衰减量(即增大声强级)。直到被测人刚好听到声音时为止,此时显示的声强级即为被测人在此频率下的听觉阈值。将实验数据记入表12-1中,其衰减分贝数用 $L_1(dB)$ 表示。

(6) 渐减法测定:分别选定表12-1中的各测试频率,旋转衰减旋钮,使被测人听得到声音,然后开始交替调节衰减粗调和细调旋钮逐渐增大衰减量(即减小声强级)。直到被测人刚好听不到声音时为止,此时显示的声强级即为被测人在此频率下的听觉阈值。将实验数据记入表12-1中,其衰减分贝数用 $L_2(dB)$ 表示。

(7) 计算用渐增法和渐减法测得的不同频率下的声强级的平均值,记录。

(8) 用上述方法测量右耳听阈值,并将实验数据记入表12-2。

(9) 由实验数据做听阈曲线:以频率的常用对数为横坐标(并分别注明测试点的频率值),声强级值为纵坐标,在对数坐标纸上用所得数据定点,做两耳的听阈曲线。

(10) 与图12-3正常听阈曲线进行比较,给被测人听力进行鉴定。

【数据记录与处理】

表 12-1　左耳听阈测量数据

频率(Hz)	64	128	256	512	1k	2k	3k	4k	8k	16k
渐增法测 L_1(dB)										
渐减法测 L_2(dB)										
$\bar{L} = \dfrac{L_1 + L_2}{2}$(dB)										

表 12-2　右耳听阈测量数据

频率(Hz)	64	128	256	512	1k	2k	3k	4k	8k	16k
渐增法测 L_1(dB)										
渐减法测 L_2(dB)										
$\bar{L} = \dfrac{L_1 + L_2}{2}$(dB)										

实验操作结束,关掉电源,收好耳机。将数据代入公式进行计算。

【注意事项】

(1) 因为听阈是人刚刚能听到声音时的数据,所以实验时必须保持实验室安静。

(2) 测量中不可按下痛阈按钮,防止声强过大损伤被测者的耳膜。

【思考题】

(1) 等响曲线是一组曲线而非直线,这说明了什么?

(2) 根据本节实验原理,怎样能测得 50 昉、80 昉的等响曲线?

实验十三　B型超声波诊断仪的使用

【实验目的】

（1）了解 B 型超声波诊断仪的基本工作原理。

（2）学习 B 型超声波诊断仪的基本使用方法。

（3）用 B 型超声波诊断仪观测水中蛋和肾脏器官。

【实验器材】

B 型超声波诊断仪、超声耦合剂、水槽、蛋、游标卡尺等。

【实验原理】

超声波（supersonic wave）属于机械振动波，其频率超过人耳可以听到的最高阈值。超声波在媒质中传播时，在声阻抗不同的界面处会发生反射。超声诊断就是对接受的反射波进行处理，最后在显示器上显示出来。

B 型超声波诊断仪采用辉度调制方式，其显示深度方向所有界面反射回波，不同深度的回波对应图像上一个个光点，光点的强弱代表回波信号幅度的大小，按一定的方式快速移动探头发射出的声束，逐次获得不同位置的深度方向所有界面的反射回波，当一帧扫描完成，便可得到一幅超声束所在平面的二维超声断面图像。

【仪器描述】

B 型超声波诊断仪的面板图见图 13-1。

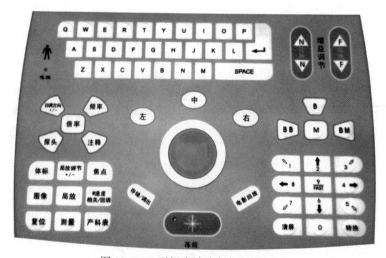

图 13-1　B 型超声波诊断仪的面板图

一、面板各按键功能介绍

"冻结"键:按下该键时,灯亮,冻结图像;再按下时,灯灭,冻结解除,屏幕显示实时模式。

"轨迹球":可代替键盘上所有方向键,进行光标、测量位标和体位位标的移动。

"图像"键:按动该键可实现图像的左右、上下和黑白的调节。

"局放"键:按下该键,屏幕出现一个可移动的取样框和一个放大显示框,用方向键或轨迹球移动取样框至想要放大的图像区域,则该区域放大将显示在放大显示框中,按动"转换"键可用轨迹球上下移动放大显示框的位置。

"复位"键:因意外情况或操作失误,造成仪器"死机"(按任何键不起作用)时,按动该键,仪器将重新启动。

"清屏"键:在屏幕上清除测量结果、体标及文本信息等。

"转换"键:可实现"数字字符"与"方向键"功能的转换;局放功能中用于取样窗口和放大显示窗口的切换。

二、B型超声波诊断仪测量距离的方法

(1)按下"测量"键,屏幕显示"测量"菜单,如图13-2所示。

```
1. DISTANCE
2. AREA
3. EXIT
```

图13-2　测量菜单

(2)按下"1"数字键(测量距离),屏幕上出现第一个"+"光标。

(3)单击轨迹球上方的"左键",激活了第一个"+"光标,将"+"光标移动到测量起始位置。

(4)单击轨迹球上方的"右键",即标定距离测量起始点,同时激活第二个"+"光标。

(5)将第二个"+"光标移动到测量终点,单击轨迹球上方的"左键"即完成了该次距离测量,测量结果即显示在屏幕上(单位:mm)。

【实验步骤】

1. 用游标卡尺和B型超声波诊断仪测量鸡蛋

(1)按下电源开关,面板上电源指示灯亮,出现开机画面,按下键盘区的任意键,屏幕进入探头扫描工作状态。

(2)适当调节亮度、对比度和总增益等旋钮,使画面清晰,便于观察。

(3)用游标卡尺测量鸡蛋的长轴和短轴,并记录在表13-1中。

(4)在塑料槽中倒入适量的水(水量要保证没过蛋),并将蛋放入水中。

(5)先将仪器探头均匀涂上导声膏,用塑料薄膜包裹且保证与探头间无气泡,然后用探头对水槽中的蛋进行探测。适当移动探头,在屏幕上可清晰地观察到蛋的切面图。

(6)找到蛋的最佳切面图,冻结图像,测量蛋的长轴、短轴及蛋黄的直径。要求找到三个最佳切面图,测量三次求出平均值,记录在表13-1中。并与用游标卡尺测量的结果进行比较。

2. 用B型超声波诊断仪测量人体肾脏

(1)观察图13-3右肾脏的结构图和声像图。肾脏为成对的扁豆状器官,位于腹膜后脊柱两旁浅窝中。

(2)被测试者仰卧或站立,平稳呼吸。在测试部位涂上导声膏。用B型超声波诊断仪测量肾的长度,并记录在表 13-1 中。

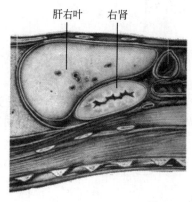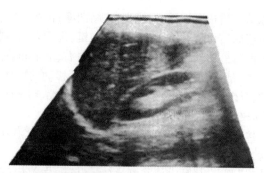

图 13-3　右肾脏的结构图和声像图

【数据记录与处理】

表 13-1　B 超、游标卡尺的测量结果

次数	B 超测量结果				游标卡尺测量结果	
	蛋(mm)			人体肾(mm)	蛋(mm)	
	长轴	短轴	蛋黄	长	长轴	短轴
1						
2						
3						
平均值						

【注意事项】

（1）使用超声诊断仪探测时,探头与被测物体间一定要涂上适量耦合剂。
（2）在测量蛋时,一定要将探头套上塑料薄膜,以防止探头进水。

【思考题】

使用 B 型超声波诊断仪探测时,为什么在探头与被测物体间一定要涂上耦合剂?

实验十四　X射线衰减系数的模拟测量

【实验目的】

(1)学习用模拟CT实验仪测量并计算X射线的衰减系数。

(2)加深对X射线衰减规律的理解和认识。

【实验器材】

计算机、MCT-D1型模拟CT实验仪、万用表、三个长度不等的长方体等。

【仪器描述】

MCT-D1型模拟CT实验仪面板如图14-1所示,由【1】键盘区、【2】万用表输出端口、【3】光发射器、【4】载物托盘、【5】光接收器、【6】电机控制开关、【7】电源开关和【8】调节手轮等构成。

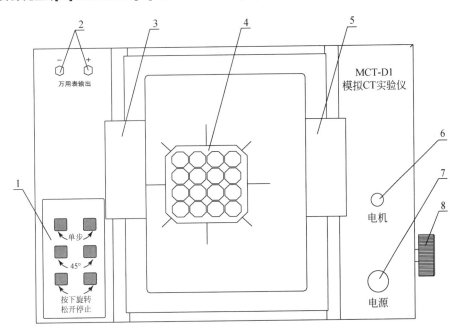

图14-1　MCT-D1型模拟CT实验仪面板

【1】键盘区:此区有六只按键,分别是两只"单步"按键、两只"45°"按键和两只"长"按键。短按下"单步"按键时,载物托盘按箭头方向单步旋转(即步进电机按箭头方向旋转一步);短按下"45°"按键时,载物托盘按箭头方向旋转45°;长按"长"按键时,载物托盘按箭头方向持续旋转,直到松开按键后停止。每只按键箭头指示方向分别代表载物托盘不同的旋转方向。

【2】万用表输出端口:其输出与接收器接收的光强度成正比的直流电压。可外接万用表读取电压值,红色接正极,黑色接负极。

【3】光发射器和【5】光接收器:位于仪器上面两个矩形暗盒内,左侧是光发射器,右侧是光接收器。开机状态时可以看见一束光从左侧光发射器射出打在右侧光接收器上。

【4】载物托盘:其用来放置实验样品,经过特殊设计,可以平整放置不同样品。

【6】电机控制开关:即为载物托盘旋转控制开关。按下电机控制开关时,键盘区的按键不能控制载物托盘旋转;电机控制开关未按下时,按动键盘区的按键可以使载物托盘旋转。

【7】电源开关:其按下时实验仪通电,指示灯亮,实验仪进入运行状态。

【8】调节手轮:其可使光发射器和光接收器前后移动。

【实验原理】

单能 X 射线通过均匀物质时,X 射线强度沿入射方向的变化服从指数衰减规律,即

$$I_1 = I_0\, e^{-\mu d} \qquad\qquad\qquad ①$$

式中,I_0 为入射 X 射线的强度,d 为均匀物质的厚度,I_1 为通过均匀物质后的射线强度,μ 称为线性衰减系数。

【实验步骤】

1. 打开 MCT-D1 型模拟 CT 实验仪,预热 5min。

2. 万用表手动测量 μ

(1)将万用表的档位调整到直流电压档的 20V 档位,并把万用表接在实验仪的"万用表输出端口"处。

(2)此时万用表显示的电压值,即为入射光的强度对应的直流电压值,将数据记录在表 14-1 中。

(3)将三个长方体(只有长度不同)按表 14-1 中顺序依次放在载物托盘上,让光垂直穿射过长方体的平滑面,并将万用表上读数填入表 14-1 中。

(4)利用公式①计算相应的 μ 值(结果保留到小数点后四位),并求其平均值,将计算所得结果填入表 14-1 中。

(5)计算机验算万用表手动计算结果:打开计算机桌面上的"模拟 CT 实验仪"软件,进入软件的主界面,点击进入实验第一个模块——万用表-"Lambert"定律实验。将万用表测得电压值、长方体长度(长度精确到 0.01mm)、计算所得 μ 值及平均值(单位:1/mm)填入软件相应的文本框中,点击"计算机验算"按键。若计算正确,计算机提示"向下进行",点击确认,计算机给出其 μ 值计算结果,将计算机所得 μ 值填入表 14-1 中;若有错误,按计算机提示进行更正。

(6)本项实验结束,点击"返回主窗体"按钮。

3. 计算机自动测量

(1)在"模拟 CT 实验仪"软件的主界面选择"串口 2"。点击进入实验第二个模块——"自动测量-'Lambert'定律实验"。

(2)将三个长方体按照软件图片所示顺序依次放在模拟 CT 实验仪载物托盘上,让光垂直穿射过长方体的平滑面,并点击"计算机读入数据"按键,即得到对应电压值,并将数据填入表 14-2 中。

(3)将三个长方体的长度填入软件对应文本框中,点击"运算"按键,计算机显示计算所得 μ 值,并将数据填入表 14-2 中。

4. 本节实验结束,退出实验软件,关闭计算机。

【数据记录与处理】

表 14-1　万用表测量 μ 数据表

长度 $d(\text{mm})$	35.35	25.95	45.50	0
电压值 $U(\text{mV})$				
计算得 μ 值 $(1/\text{mm})$				
μ 值的平均值 $(1/\text{mm})$				
计算机得 μ 值 $(1/\text{mm})$				

表 14-2　计算机测量 μ 数据表

长度 $d(\text{mm})$	35.35	25.95	45.50	0
电压值 $U(\text{mV})$				
计算机得 μ 值 $(1/\text{mm})$				

【注意事项】

（1）MCT-D1 型模拟 CT 实验仪开机预热 5min 后再进行实验。

（2）光在照射待测物时会有一定的反射,反射回来的光束要对准光发射器。

【思考题】

根据公式 $I_1 = I_0 e^{-\mu d}$,推导 μ 的量纲。

实验十五 X-CT计算机断层扫描重建

【实验目的】

(1)学会图像重建的迭代法。

(2)体会进行模拟实验在临床的意义。

【实验器材】

计算机、MCT-D1型模拟CT实验仪、四方块一个、八面体六个。

【实验原理】

1. CT值

某物质的CT值(Hounsfield unit，单位为HU)为

$$CT = \frac{\mu - \mu_w}{\mu_w} \times 1000HU \qquad ①$$

式中，μ表示X射线在待检体中的衰减系数，μ_w表示X射线在水中的衰减系数。

2. 迭代法重建图像

图像的重建就是先计算每个体素的衰减系数，然后将其转换成合适的图像像素值的过程。本实验以四个体素为例，介绍图像重建方法——迭代法。

假设四个体素对射线的衰减量分别为1、2、3、4[图15-1(1)]，利用这些假设数据可计算X射线垂直、水平穿过每一断层时获得的投影值分别为3、7、4、6[图15-1(1)]，求出每个体素的平均CT值为(3+7+4+6)/8 = 2.5及每断层扫描的投影值5[图15-1(2)]，然后用这些计算值与实际投影值比较，根据两者的差异获得一个修正值，再用这些修正值修正各对应射线穿过物体后的像素值。如此反复迭代，直到计算值和实际值接近并达到要求的精度为止[图15-1(3)、(4)]。

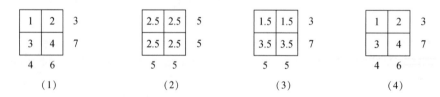

图15-1 迭代法重建图像

在实际X射线扫描过程中，需要从一个横断面的许多视角入射X线，以便测得大量"衰减系数之和"，利用各体素的衰减量即可建立体层图像。

【实验步骤】

1. 打开计算机和MCT-D1型模拟CT实验仪，预热5min。

2. 迭代法测CT值。

（1）打开计算机桌面上的"模拟 CT 实验仪"软件,进入软件的主界面,选择"串口 2"。

（2）点击进入实验第四个模块——"迭代法测 CT 值"。

（3）把四方块放在模型 CT 实验仪载物托盘上,按照软件界面上的 5 次采集光路图调整四方块的位置。每调整一次四方块位置,点击"读入数据"按钮,即得到对应光路所采集的电压值。

（4）点选"自动计算 μ 的值"按钮,即得到四个体素的 μ 值。

（5）点击"自动计算 CT 的值"按钮,即得到四个体素相应的 CT 值。

（6）点击"按 CT 值重建图像"按钮,即可重建四方块的灰度图像。

（7）将实验中所得数据全部记录在表 15-1 中。

（8）本项实验结束,点击"返回主窗体"按钮。

3. 16 个体素单元的图像重建

（1）在"模拟 CT 实验仪"软件的主界面选择"串口 2"。

（2）点击进入实验第六个模块——"16 个体素单元的图像重建"。

（3）在软件左下方进行电压校准。采集光分别垂直穿射过无八面体、一个八面体、两个八面体、三个八面体时的电压值,并点击"计算平均参考电压值"。

（4）在载物托盘上任意摆放八面体(注意:摆放好八面体后,在接下来的实验过程中不能再移动八面体)。

（5）软件界面左上侧给出了 22 次采集的方位图,必须按照图中给出的采集顺序对载物托盘上的八面体进行 22 次不同方向的电压采集,即模拟 CT 对人体的扫描。

（6）每采集一次电压值,所穿过的八面体个数会显示在右上侧的文本框中,需与载物托盘上实际穿过的八面体个数对照。若不正确,需清空此次采集的电压值,并调整载物托盘的方向,再重新采集电压值。

（7）22 次采集完毕后,点击"图像重建"按钮。若实验过程中操作无误,即可获得正确的重建图像,然后用圆圈代替八面体,把图画在实验报告上;若得到的重建图像与八面体实际摆放的位置不同,则需从步骤(3)开始进行检查,直至正确。

4. 本节实验结束,退出实验软件,关闭计算机。

【数据记录与处理】

表 15-1　X-CT 四体素断层重建

	$U(\text{mV})$	$\mu(1/\text{mm})$	CT(HU)
1			
2			
3			
4			
5			
A			
B			
C			
D			

【注意事项】

（1）MCT-D1 型模拟 CT 实验仪开机预热 5 分钟后再进行实验。

（2）光照射待测物时会有一定的反射，必须调整物体使反射回来的光束要对准发射中心。

（3）本仪器采集电压范围为 0~5V，由于四方块和八面体的工艺问题，光照射后有部分散色光或反色光，导致在实验过程中采集电压过大，此时需要重新采集数据。

【思考题】

已知有四个体素阵列且在四个方向上的反投影值已填写在各体素中，如图 15-2 所示。用迭代法求四个体素的特征参数 μ 的数值。

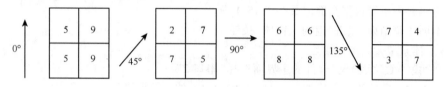

图 15-2　思考题图

实验十六　X-CT 计算机模拟实验——窗口技术

【实验目的】

（1）加深对 X-CT 的 CT 值、窗位、窗宽及窗口技术的理解。

（2）了解不同取值的窗位、窗宽对图像的影响。

【实验器材】

计算机、"CT 课件"软件。

【实验原理】

某物质的 CT 值（Hounsfield unit，单位为 HU）为

$$CT = \frac{\mu - \mu_w}{\mu_w} \times 1000\text{HU} \qquad ①$$

式中，μ 表示 X 射线在待检体中的衰减系数，μ_w 表示 X 射线在水中的衰减系数。

按 CT 值的定义，人体组织的 CT 值范围在 $-1000 \sim 1000\text{HU}$。若一个 CT 值对应一个灰度，如图 16-1 所示，2000 个 CT 值与像素灰度一一对应情况，则人体组织的 CT 值大致可分成 2000 个等级，但是，人眼分辨不出 2000 个如此微小的灰度差别，而且显示器件也不能显示这么多的灰度。为了提高图像的分辨率，在 CT 成像中，常把感兴趣部位的对比度增强，无关紧要部位的对比度减小，即把感兴趣部位的 CT 上限以上增强为完全白，CT 值下限以下增强为完全黑，这样使 CT 值差别小的组织能够得到分辨，这一技术称为窗口技术。被放大的灰度范围称为窗口（window），被放大灰度范围上下限之差称为窗宽（window width），被放大灰度范围的中心灰度值称为窗位（window level）。用 CT 值表示为

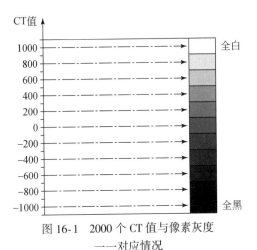

图 16-1　2000 个 CT 值与像素灰度——对应情况

$$窗宽 = CT_{max} - CT_{min} \qquad ②$$

$$窗位 = (CT_{max} + CT_{min})/2 \qquad ③$$

在图 16-2 中，CT 值在 $-600 \sim -200\text{HU}$ 的组织，灰度差别被放大。要观察的组织部位不同，所选择的窗位、窗宽也应不同，需根据理论和经验为组织选择合适的窗位、窗宽。

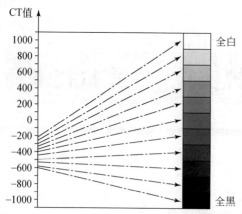

图 16-2 窗位为-400HU、窗宽为 400HU 时图像的
CT 值与像素灰度的对应情况

【实验步骤】

1. 进入实验软件

打开"CT课件"软件,在动画片头中,点击"开始"进入目录页,在目录页中单击"三.CT窗口技术"按钮,即出现窗口技术实验介绍,认真阅读后,再点击"进入实验"按钮进入实验环境。

2. 观察图像在选择不同窗位、窗宽值时的图像效果

(1)看"原始图像"的方法:在"原图像名"输入框中输入图像名(ack、bck、cck、…、kck),直接点击"图像显示"按钮,即在"原始图像"图片框中显示较佳效果的原始图像。

(2)调节图像窗位和窗宽的方法:在"原图像名"输入框中输入图像名(aa、bb、cc、…、kk),在"窗口1""窗口2""窗口3"的"窗位"和"窗宽"输入框中分别输入适当数据,点击"运行窗口程序"按钮,开始运行。待状态栏内提示:"程序运行已结束,……"时,点击"图像显示"按钮,即在"窗口1""窗口2""窗口3"图片框中显示对应输入框中数据的运行结果。

(3)把调节窗位和窗宽的图像与原始图像进行对比,重复步骤(1)和(2),总结规律,选择最接近"原始图像"的窗位和窗宽值,填入表16-1中。

3. 本节实验结束,退出实验软件,关闭计算机

【数据记录与处理】

表 16-1 不同图像的窗位、窗宽值

图像名	aa	bb	cc	dd	ee	ff
窗位						
窗宽						
图像名	gg	hh	ii	jj	kk	
窗位						
窗宽						

【思考题】

(1)窗位的高低对图像灰度的影响是怎样的?要更细致地了解图像中发白部位的细节应怎样设置窗位?要更细致地了解图像中发黑部位的细节应怎样设置窗位?

(2)窗宽的大小对图像灰度的影响是怎样的?

实验十七　生物医学电子实验箱基本构造与信号生成

【实验目的】

（1）熟悉 Pclab-800 嵌入式生物医学电子实验箱基本构造和各个子模块的功能。

（2）熟悉示波器的使用。

（3）应用集成函数发生器 ICL8038 完成各种信号的生成。

【实验器材】

Pclab-800 嵌入式生物医学电子实验箱、示波器。

【实验原理】

1. Pclab-800 嵌入式生物医学电子实验箱总体流程（图 17-1）

Pclab-800 嵌入式生物医学电子实验箱是以 8 位单片机 ATmega128 作为核心控制器件，配有接口器件，模数转换，数模转换，键盘管理等电路，可实现模拟信号的采集、转换、处理、模拟电压的输出，以及各种状态的检测和控制。

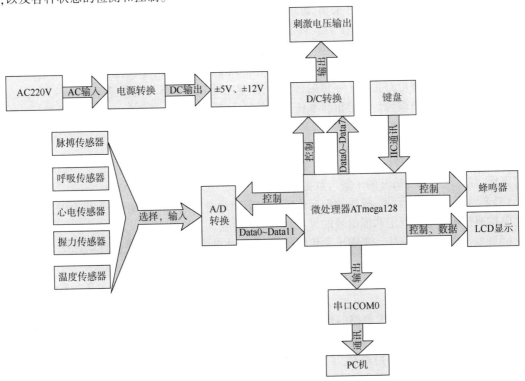

图 17-1　Pclab-800 嵌入式生物医学电子实验箱总体流程图

Pclab-800 嵌入式生物医学电子实验箱配备脉搏信号采集模块、呼吸信号采集模块、温度信号采集模块、心电信号采集模块、血氧信号采集模块、血压信号采集模块等实验模块。这些实验均由单片机配合程序分别控制完成。实验结果可直接在仪器的 LCD 屏幕上显示,也可以通过串行口上传到计算机,在计算机显示器界面上显示(图 17-2)。

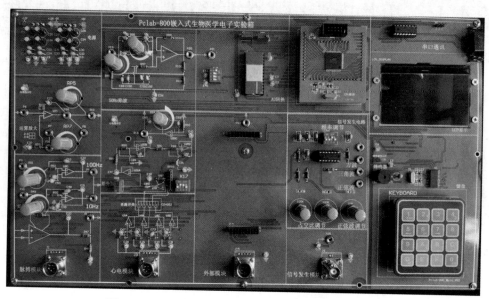

图 17-2　Pclab-800 嵌入式生物医学电子实验箱实物图

2. 生物医学信号输入模块

Pclab-800 嵌入式生物医学电子实验箱可外接各类功能模块进行检测,包括脉搏信号采集、温度信号采集、心电信号采集、血氧信号采集、血压信号采集、呼吸信号采集等。其中脉搏信号采集模块和心电信号采集模块已固定安装在实验箱上,其他几个模块在使用时可通过扩展插槽连接至实验箱。

(1)脉搏信号采集模块。采用高度集成化工艺将力敏元件(PVDF 压电膜)、灵敏度温度补偿元件、感温元件、信号调理电路集成于一体的传感器,主要功能是用于脉率的检测。

(2)心电信号采集模块。心电信号系统数据采集主要依靠四种颜色的电极夹来拾取,依次为:红色(R)、黑色(RF)、黄色(L)以及绿色(F),分别对应:右上肢驱动电极、右下肢驱动电极、左上肢驱动电极、左下肢驱动电极,主要用于肢体导联心电信号的采集与处理。

(3)温度信号采集模块。采用 PW-4 温度传感器进行温度信号采集,传感器配合温度计可进行温度定标,并实现对温度信号的采集与数据预处理。

(4)血氧饱和度信号采集模块。配套传感器为指套式血氧饱和度传感器,主要采用透射法双波长光电检测技术实现血氧饱和度信号的采集和脉率的检查。

(5)血压信号采集模块。采用压力传感器,配套有袖带和打气球,主要实现动脉压力信号的提取与数据预处理。

(6)呼吸信号采集模块。采用腹带式呼吸传感器,主要实现对呼吸信号的采集与数据预处理。

3. 运算放大模块

由于各个模块固有的放大电路的信号放大倍数有限,故信号经过初级放大、滤波后,还需要进行二次放大。运算放大模块就是用来实现这个功能。本实验箱使用的放大器芯片是运算放大器 LF356,采用的放大方法为同相放大,且实际放大倍数可通过调节电阻来进行设置。

4. 低通滤波模块

低通滤波器模块,主要用于消除部分干扰噪声。本实验箱采用有源二阶低通滤波电路,并设置了

"10Hz 低通滤波""100Hz 低通滤波"这两部分,实验过程中可以按照实际需要,选择使用其中的一种。

5. 50Hz 陷波电路模块

在实际工作中,由于人体本身的肌电信号以及工频 50Hz 的干扰,所采集到的生物电信号受影响比较严重,因此在信号检测过程中可通过使用陷波器的方法来减少干扰。陷波器的陷波中心频率为 50Hz,通过陷波器可将工频 50Hz 及其奇次谐波抑制到容许的水平。本实验箱的陷波电路调试方便,陷波深度较大,陷波中心点衰减在 40dB 以上。

6. A/D 转换模块

通过 A/D 转换模块可以将模拟信号转换为数字信号。该模拟信号转换器 AD574A 是美国模拟数字公司(Analog)推出的单片高速 12 位逐次比较型 A/D 转换器,具有外接元件少、功耗低、精度高等特点,并具有自动校零和自动极性转换等功能,只需外接少量的阻容元件即可构成一个完整的 A/D 转换器。

7. CPU 模块

Pclab-800 嵌入式生物医学电子实验箱采用 ATMEL 公司 8 位单片机系列最高配置的 ATmega128 作为核心控制器件。

8. 信号发生器模块

信号发生器 ICL8038 的引脚功能如图 17-3 所示。ICL8038 是性能优良的集成函数发生器,可输出正弦波、方波及三角波等常见波形信号。该信号发生器可用单电源供电,也可用双电源供电,工作电压值为 ±5 ~ ±15 V,频率可调范围为 10 ~ 500 kHz,输出矩形波的占空比可调范围为 10% ~ 80%。

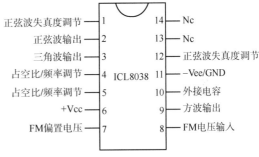

图 17-3　ICL8038 引脚功能图

【实验步骤】

(1) 连接实验箱信号发生模块面板上的 P25 插孔和信号发生电路中的正弦波插孔。

(2) 开启电源。

(3) 通过信号发生模块的输出接头,将正弦波信号输出至示波器。

(4) 用示波器观察正弦波的波形,调节正弦波幅值、频率,观察输出波形的变化。

(5) 将实验箱信号发生模块面板上的 P25 插孔和信号发生电路中的方波插孔相连,在示波器上观察方波的波形。

(6) 旋转占空比调节旋钮,观察输出波形的变化。

(7) 同样方法,检测并用示波器观察三角波的波形。

(8) 拆除实验箱与示波器的连线。

(9) 连接实验箱上的 P21 插孔和实验箱信号发生器模块的正弦波输出插孔,并通过实验箱串行口连接至计算机。

(10) 在显示界面上选择"信号发生器"项目,进入信号显示及采集界面。在计算机显示屏界面上显示并观察正弦波形。

(11) 调节正弦波幅值、频率,在计算机界面上观察输出波形的变化。

(12) 按照(10) ~ (11)同样方法,检测并观察方波和三角波的波形及变化。

【数据记录与处理】

(1) 按照实验步骤(1) ~ (7)得到实验结果,利用示波器观察正弦波、方波、三角波的波形。绘制波形并记录相关参数于表 17-1。

表 17-1 波形绘制及参数记录表 1

项目 波形	波形绘制	参数记录	
正弦波		最大值(V)： 最小值(V)： 平均值(V)： 周　期(s)： 频　率(Hz)：	
方波		最大值(V)： 最小值(V)： 平均值(V)： 周　期(s)： 频　率(Hz)：	
三角波		最大值(V)： 最小值(V)： 平均值(V)： 周　期(s)： 频　率(Hz)：	

（2）根据实验步骤（8）~（12）得到实验结果，在计算机上显示正弦波、方波、三角波波形及相关参数，并记录于表 17-2。

表 17-2 波形绘制及参数记录表 2

项目 波形	波形绘制	参数记录	
正弦波		X 间隔(s)： 最大值(V)： 最小值(V)： 平均值(V)： 周　期(s)： 频　率(Hz)：	
方波		X 间隔(s)： 最大值(V)： 最小值(V)： 平均值(V)： 周　期(s)： 频　率(Hz)：	
三角波		X 间隔(s)： 最大值(V)： 最小值(V)： 平均值(V)： 周　期(s)： 频　率(Hz)：	

【思考题】

生物信号检测中应如何减少工频 50Hz 的干扰。

实验十八　生物医学信号的检测与处理

【实验目的】

（1）熟悉生物医学信号的检测原理。

（2）熟悉生物医学信号的转换与处理技术。

（3）以温度信号采集为例,掌握生物医学信号检测与处理过程。

【实验器材】

Pclab-800 嵌入式生物医学电子实验箱、温度传感器、温度计、示波器、烧杯、热水。

【实验原理】

生物医学信号是对生物体中包含的生命现象、状态、性质、变量和成分等信息进行检测和量化的技术。生物医学测量对象涉及人体各个系统的形态与功能,主要包括物理量(压力、流量、速度、温度、生物电信号等)、化学量(血气、电解质)和生物量(酶活性、免疫、蛋白质)等。生物医学测量的方法和技术呈多样化,涉及众多现代科学技术领域。

本实验以温度检测为例,完成对温度信号的检测与处理。生物医学信号中涉及的温度检测包括皮肤温度、口腔温度、直肠温度、血液温度、胃内温度、呼气温度等。

实验所用的温度传感器为 Pt_{100} 电阻式温度传感器。其测温的本质是测量传感器的电阻。铂电阻是用很细的铂丝($\Phi 0.03 \sim 0.07mm$)绕在云母支架上制成的,是国际公认的高精度测温标准传感器。即便在高温下,铂电阻的物理、化学性质都非常稳定,因此具有精度高、稳定性好、性能可靠等优点。铂电阻在中温($-200 \sim 650℃$)范围内得到广泛应用,目前市场上已有许多用金属铂制作成的标准测温热电阻,如 Pt_{100} 、 Pt_{500} 、 Pt_{1000} 等。铂电阻的阻值大小与温度的线性度非常好,如图 18-1 所示,是其电阻-温度关系曲线,在 $-200 \sim 650℃$ 温度范围内的线性度非常接近直线。铂电阻的阻值大小与温度的关系可近似用如下公式表示:

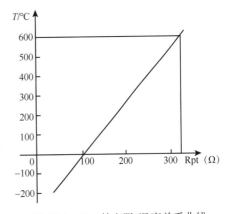

图 18-1　Pt_{100} 的电阻-温度关系曲线

在 $0 \sim 650℃$ 范围内: $R_t = R_0(1 + At + Bt^2)$

在 $-190 \sim 0℃$ 范围内: $R_t = R_0[1 + At + Bt^2 + C(t-100)t^3]$

式中 A、B、C 为常数,其中 $A = 3.96847 \times 10^{-3}$; $B = -5.847 \times 10^{-7}$; $C = -4.22 \times 10^{-12}$ 。 R_t 为温度为 t 时的电阻值, R_0 为温度为 $0℃$ 时的电阻值。以 Pt_{100} 为例,这种型号的铂电阻, R_0 就等于 100Ω ,即环境温度等于 $0℃$ 时, Pt_{100} 的阻值就是 100Ω 。当温度变化的时候, Pt_{100} 的电阻也随之变化。通过检测电阻值,再利用以上电阻-温度表达式,便可计算出相对应的温度值。在实际应用中,一般利用单片机来进行温度的计算。通常是将电阻的变化转换成电压或电流等模拟信号,再将模拟信号转换成数字信号,最后由处理器换算出相应的温度。

采用 Pt_{100} 测量温度一般有两种方案:

1. 利用一个恒流源通过 Pt_{100} 热电阻,再利用 Pt_{100} 上电压的变化来换算出温度值。

2. 采用惠斯通电桥,电桥的四个电阻中三个是恒定的,另一个用 Pt_{100} 热电阻,当 Pt_{100} 的电阻值发生变化时,测试端会产生一个电势差,从而可由此电势差换算出温度值。

两种方案的区别在于信号获取电路的不同,其测温原理基本一致,如图 18-2 所示。

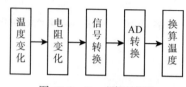

图 18-2　Pt_{100} 测温原理

如图 18-3 所示,本实验采用的是测温方案 1。恒流源通过 Pt_{100} 热电阻,温度变化将引起 Pt_{100} 电阻值的变化,从而引起电压变化。电压变化值放大后经模数转换,并送单片机处理,单片机芯片将换算出相应的温度值。

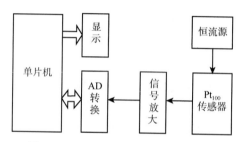

图 18-3　采用恒流源的 Pt_{100} 测温方案

【实验步骤】

(1) 将温度模块电路板通过上下两个板间插件固定在主电路板上。

(2) 为给信号进行滤波,本实验箱选用 10Hz 低通滤波,因此用导线连接温度模块电路板上的 P2 插孔和 P3 插孔。

(3) 再用导线连接温度模块电路板上的 P4 插孔和 P5 插孔,从而使用电压跟随器部件,对信号进行稳压并加大电流。

(4) 电路连接检查无误后接通电源。

(5) 温度模块调零:在不接温度传感器的情况下,将示波器探头的一端与温度模块电路板上的 P6 测量点相连,另一端接 GND,观察示波器显示的信号。如果信号不在“0V”,可调节温度模块电路板上的调零电位器 RP1,同时观察示波器显示的信号的变化,直至将示波器的信号调为“0V”,随后停止调节电位器 RP1,并取下示波器的探头。

(6) 关闭电源。随后将温度传感器的插头接到主板的输入端 J15 上。仔细检查安装好的电路,确定元件与导线连接无误后,再次接通电源。通过串行口将实验箱的数据连接到计算机。在实验箱配套软件的显示界面上选择“温度检测”项目,进入温度信号显示界面。

(7) 温度传感器定标:将温度传感器置于温水中,同时用温度计测量温水的温度,若计算机显示的温度与温度计实际测量所得的温度不一致,用螺丝刀缓慢调节 PW-4 温度传感器的调节旋钮螺丝,直至计算机显示的温度与温度计所测温度一致。此时温度传感器定标完成。

(8) 升温过程测量。向水杯中添加热水进行升温,以温度计显示的温度值为标准,改变水温值,同时观察计算机上显示的温度传感器测温数值,完成升温过程的数据记录,填写在表 18-1 中。

(9) 降温过程测量。向水杯中添加冷水进行降温,以温度计显示的温度值为标准,改变水温值,同时观察计算机上显示的温度传感器测温数值,完成降温过程的数据记录,填写在表中。

（10）采用描点法,分别绘制升温过程及降温过程中,温度传感器测得的温度变化曲线。

【数据记录与处理】

表 18-1　温度检测记录表

温度 项目	温度值(℃)	30	35	40	45	50	55	60	65	70	75	80
升温过程	温度计测量值											
	计算机显示值											
降温过程	温度计测量值											
	计算机显示值											

【注意事项】

（1）实验中应选择量程适宜的温度计。

（2）将温度模块电路板通过板间插件固定在主电路板上时,务必注意插针与插孔对齐,并且注意需在断电情况下进行操作。

（3）连接、移除或变更导线前,先关闭电源。待探头及全部导线连接完毕并检查无误后再接通电源。

【思考题】

分析本实验的测温原理。

实验十九　心电检测与应用

【实验目的】

（1）掌握 50Hz 陷波电路的应用。

（2）熟悉心电信号及其检测的特点。

（3）利用心电信号采集功能模块观察 50Hz 陷波电路对生物医学信号检测的滤波作用。

【实验器材】

Pclab-800 嵌入式生物医学电子实验箱、心电信号发生器、四导联心电夹。

【实验原理】

1. 滤波

在生物医学信号检测中，滤波器是一种必不可少的电路。它是一种选频电路，能让有用频率的信号通过，同时还能抑制或衰减无用频率的信号。无源滤波器是指利用无源元件如电阻、电感、电容等组成的滤波电路；而有源滤波则是指由放大器、电阻、电容等组成的滤波电路。滤波器根据频率范围可分为低通滤波器、高通滤波器、带通滤波器和带阻滤波器等四种滤波器。其中带阻滤波器的功能是让有限频率范围内（$\omega_L \sim \omega_H$）的信号受到衰减，而让该频率范围之外的信号顺利通过。

在本实验中，50Hz 陷波电路就是一种典型的带阻滤波电路。我国交流电网频率为 50Hz（美国、日本为 60Hz），因此又将电网产生的 50Hz 干扰称为工频干扰。在实际检测工作中，受工频 50Hz 及其奇次谐波的干扰，所采集到的人体生物电信号干扰较为严重。由于工频干扰频率处在肌电信号能量集中的频段，不能简单地用高通滤波器或低通滤波器将其滤除，因此在信号检测过程中可通过应用陷波器的方法来减少干扰。所选用陷波器的陷波中心频率为 50Hz，通过陷波器能把工频 50Hz 及其奇次谐波抑制到仪器所容许的水平。

2. 心电图的产生

心脏在搏动之前，心肌首先发生兴奋，在兴奋过程中产生微弱的电流，该电流经人体组织向各部分传导。由于身体各部分组织成分不同，各部分与心脏间的距离也不同，因此在人体体表各部位，会表现出不同的电位变化。如果将这些电位变化通过导线送至信号采集装置并记录下来，可形成动态曲线，这就是所谓的心电图（electrocardiogram，ECG），也称为体表心电图。

心电图的典型波形如图 19-1 所示。

P 波：心房的除极过程。

PR 间期：是从 P 波起点到 QRS 波群起点的相隔时间。它代表从心房激动开始到心室开始激动的时间。这一期间随着年龄的增长而有加长的趋势。

QRS 间期：从 Q 波开始至 S 波终了的时间间隔。它代表两侧心室肌（包括心室间隔肌）的电激动过程。

ST 段：从 QRS 波群的终点到 T 波起点的一段。正常人的 ST 段是接近基线的，与基线间的距离一般不超过 0.05mm。

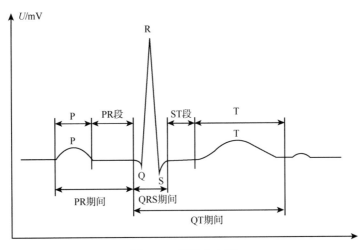

图 19-1　标准心电图

PR 段:从 P 波后半部分起始端至 QRS 波群起点。同样,正常人的这段也是接近基线的。

QT 间期:从 QRS 波群开始到 T 波终结相隔的时间。它代表心室肌除极和复极的全过程。正常情况下,QT 间期的时间不大于 0.04s。

人体心电信号最大的幅值不超过 4mV,信号频率为 0.05~200Hz。

本实验中,心电信号的采集是通过安装在人体皮肤表面的电极来拾取的。心电信号系统数据采集电极包括四种颜色的电极夹,依次为:红色(R)、黑色(RF)、黄色(L)、绿色(F),分别是右上肢驱动电极、右下肢驱动电极、左上肢驱动电极、左下肢驱动电极。本系统没有设置胸前导联电极。

【实验步骤】

(1) 连接实验箱面板上的 P18 插孔和 P21 插孔。

(2) 将心电信号采集电极的夹子连接在试验者的肢体上,按照左黄、左绿、右红、右黑,上肢小夹子,下肢大夹子的方式连接。

(3) 将心电信号采集电极的输出端头与实验箱的输入端 J3 插孔相连接。

(4) 开启电源,并通过串行口连接到计算机。在软件显示界面上选择"心电检测"项目,进入心电信号显示界面。

(5) 点击软件面板上的"开始采样",在计算机显示屏界面上显示出心电信号波形。

(6) 经过一段时间采样后,点击软件面板上的"停止采样"。

(7) 随后点击"横向缩放"将一组完整的实验波形压缩到一个屏内。再按住并拖动鼠标左键,从而在"波形显示区"选择一段心电波形。随后点击软件面板上的"计算",即可在波形界面下方显示心电信号相关参数。

(8) 观察心电信号波形,将心电信号绘制于表 19-1(编号 1)。由于心电信号强度较弱,且受工频信号及肌电信号影响,此时所采集到的心电信号干扰较为严重。

(9) 拆除连接在试验者肢体上的心电电极夹子。拆除实验箱面板上 P18 插孔和 P21 插孔间的连线。

(10) 进一步加入信号放大电路、陷波电路模块。即将实验箱面板上的 P18 和 P6 插孔相连,将 P7 和 P9 插孔相连,将 P26 和 P8 插孔相连,将 P10 和 P19 插孔相连,将 P20 和 P21 插孔相连。

(11) 再次将心电信号采集电极的夹子连接在试验者的肢体上,按照左黄、左绿、右红、右黑,上肢小夹子,下肢大夹子的方式连接。

(12) 将心电信号在计算机屏幕上显示出来。调节运算放大器的增益调节旋钮 RP5,观察心电信号波形。调节陷波电路旋钮,观察心电信号波形变化。按照步骤(5)~(7)检测并计算出相应心电参数,将心电信号绘制于表 19-1(编号 2)。

（13）拆除连接在试验者肢体上的心电电极夹子。拆除实验箱面板上 P10 和 P19 插孔之间的连线。

（14）进一步加入滤波电路模块。即将实验箱面板上 P10 和 P3 插孔相连,将 P5 和 P19 插孔相连。

（15）观察记录输出的心电波形。调节低通滤波电路旋钮 R51,观察心电信号波形变化。按照步骤(5)~(7)检测并计算出相应心电参数,将心电信号绘制于表 19-1(编号 3)。

（16）试验者于安静状态下,测量 1min 的 ECG 信号,按照步骤(5)~(7)计算出相应心电参数,并记录于表 19-2。

说明:若不方便对实验者肢体进行检测,也可选择使用 Pclab-310 心电信号发生器代替人体,即将心电信号检测电极直接连接至心电信号发生器对应颜色的插孔中。

【数据记录与处理】

表 19-1　心电信号波形绘制

编号	实验项目	心电信号波形	相关心电参数
1	加入陷波电路之前的心电信号检测		
2	加入陷波电路之后的心电信号检测		
3	加入滤波电路之后的心电信号检测		

表 19-2　1min ECG 信号检测记录表

项目(单位)	数值	项目(单位)	数值
P 波幅度(V)		P 波时间(s)	
R 波幅度(V)		P-R 时间(s)	
QRS 时间(s)		T 波幅度(V)	
T 波时间(s)		Q-T 时间(s)	
R-R 时间(s)		心率(次/分钟)	

【注意事项】

（1）心电电极按照左黄、左绿、右红、右黑,上肢小夹子,下肢大夹子的方式连接在试验者肢体上。

（2）连接、移除或变更导线前,先关闭电源。待电极及导线连接完毕并检查无误后再接通电源。

【思考题】

与未加入陷波电路时候的心电信号波形相比较,分析陷波电路对心电信号测量的作用及必要性。

实验二十　血氧饱和度信号检测

【实验目的】

(1) 掌握生物信号的采集、处理、放大、输出等过程。
(2) 掌握利用血氧饱和度传感器检测人体血氧饱和度的方法。
(3) 了解血氧饱和度的波形和计算过程。

【实验器材】

Pclab-800 嵌入式生物医学电子实验箱、血氧饱和度传感器、示波器。

【实验原理】

1. 血氧饱和度的测量原理

氧气是维系人类生命的基础,心脏的收缩和舒张使得人体的血液脉动地流过肺部,一定量的血红蛋白(Hb)与肺部中摄取的氧气结合,形成氧合血红蛋白(HbO$_2$),另有约 2% 的氧溶解在血浆里。这些血液通过动脉一直输送到毛细血管,然后在毛细血管中将氧释放,以维持组织细胞的新陈代谢。

血氧饱和度(SaO$_2$)是血液中被氧结合的氧合血红蛋白(HbO$_2$)的容量占全部可结合的血红蛋白(Hb)容量的百分比,即血液中血氧的浓度。它是呼吸循环的重要生理参数,监测动脉血氧饱和度可以对肺的氧合和血红蛋白携氧能力进行估计,其计算公式为:

$$SaO_2 = \frac{[HbO_2]}{[HbO_2] + [Hb]} \times 100\%$$

血氧饱和度是衡量人体血液携带氧的能力的重要参数。血氧饱和度的测量方法目前广泛采用透射法(或反射法)结合双波长(红光 R:660nm 和红外光 IR:940nm)光电检测技术。即检测动脉血对红光和红外光的光吸收中的交变成分之比 I_{IR}/I_R,以及非脉动组织(包括表皮、肌肉、静脉血等)对光吸收的稳定分量值,通过计算可得到血氧饱和度值。同时,由于光电信号的脉动规律与人体心脏搏动的规律一致,所以根据检出信号的周期还可同时确定人体脉率,因而该方法亦被称为脉搏血氧饱和度测量法。

在实验中,采用指套式血氧饱和度传感器,测量红光(660nm)和红外光(940nm)的光强度经过手指后的变化,分析其中的脉动量与直流量后,可以计算出血氧饱和度值。血液的光吸收程度主要与血红蛋白含量有关。图 20-1 为氧合血红蛋白 HbO$_2$ 和血红蛋白 Hb 对 660nm 和 940nm 波长的光吸收系数曲线。血液中的氧合血红蛋白和血红

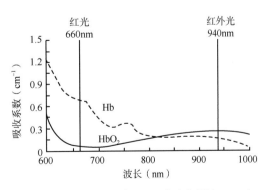

图 20-1　氧合血红蛋白 HbO$_2$ 和血红蛋白 Hb 对不同波长光的吸收系数曲线

蛋白这两种物质有不同的吸光度。在 $600\sim800$ nm 光谱区域,血红蛋白的吸收系数比氧合血红蛋白的大;而在 $800\sim1000$ nm 的光谱区域,血红蛋白的吸收系数比氧合血红蛋白的小。

脉搏血氧饱和度的测量是将血氧浓度的光电检测技术与容积脉搏描记技术结合在一起来实现无创伤连续血氧浓度监测的。透射式脉搏血氧检测多以手指、耳垂等作为检测部位。当光透过手指时,由皮肤、肌肉、骨骼、静脉血和心舒期动脉血产生的吸光度 A 是恒定的。由心脏搏动,动脉血充盈将引起血管容积变化,从而形成脉动量,同时产生与此相应变化的吸光度 ΔA。当用 660nm、940nm 波长的恒定光照射手指时,运用朗伯-比尔(Lambert-Beer)定律并根据吸光度变化的比值($\Delta A_1/\Delta A_2$)及功能氧饱和度的定义,即可算出血氧饱和度。

2. 光源切换

本实验中采用双波长光电检测法来测量血氧饱和度,所以必须让无光照射、660nm 红光照射以及 940nm 红外光照射交替产生,并采集得到各不同光照状态下的信号。其中无光照射时,探测器依然会有信号产生,这是探测器受外界环境光的影响所产生的。因此,无光照射时探测器的信号就将作为背景信号,从而对红光与红外光的检测结果进行修正,去除环境光影响后,才可准确检测出红光和红外光通过动脉血的光吸收所引起的交变成分之比。这里各种光的交替切换将通过实验箱内置单片机自动控制完成。

3. 信号处理

血氧传感器输出信号为微弱电流信号,输出电流仅为 $1\mu A$ 左右,故采用精准的电流电压转换放大芯片 AD795 芯片将弱电流信号转换为电压信号并完成放大。接下来信号还将经过滤波从而去除直流分量以及滤除杂波。660nm 和 940nm 光信号将转变为电压信号,由 AD620R 芯片采集并进一步放大。放大后的输出信号同样需要对 50Hz 工频进行滤波。随后将输出信号送至模数转换器,变为数字信号后传输至微处理器进行处理,最后送至 LCD 显示。

【实验步骤】

(1)安装功能板。将血氧检测功能板通过上下两个板间插件固定在实验箱主电路板上。此时电源线和信号输出线都通过上下两个板间插件和主板连接在一起。

(2)打开电源。

(3)在不接传感器的情况下,把示波器的检测探头一端与血氧检测功能板上的 P6 插孔相连,另一端接 GND。观察示波器显示的信号,如果信号不在"0V",则缓慢调节旋转电位器 RP1,同时观察示波器上信号的变化,直至将示波器上的信号调至"0V"。至此零点校正完成。

(4)关闭电源,取下示波器探头。

(5)连接实验箱面板上 P21 与 P22 插孔。将血氧传感器的插头连接至实验箱的输入端 J15 插座上。

(6)将食指指尖插入血氧传感器的指套中(注意激光探头处于指甲盖一侧)。

(7)开通电源,并通过串行口连接到计算机。

(8)在软件显示界面上选择"血氧饱和度检测"项目,进入血氧信号检测及显示界面。

(9)点击按"采样"键,即可在计算机显示屏上观察血氧传感器所测信号波形,同时自动显示出血氧饱和度及脉率等数据。

(10)于安静状态下,重复测量十次,将相应的血氧饱和度及脉率记录在表 20-1 中。

【数据记录与处理】

表 20-1　血氧饱和度及脉率检测记录表

次数＼项目	血氧饱和度(%)	脉率(次/分钟)
1		
2		
3		
4		
5		
6		
7		
8		
9		
10		
平均值		

【注意事项】

（1）一定要在实验箱断电状态下拔、插血氧检测功能板。

（2）将血氧检测功能板通过板间插件固定在主电路板上时务必注意插针与插孔对齐。

（3）连接、移除或变更导线前,先关闭电源。待电极及导线等连接完毕并检查无误后再接通电源。

【思考题】

（1）分析影响血氧饱和度检测的因素。

（2）如何提高检测稳定性。

实验二十一　血压信号检测

【实验目的】

（1）了解示波法无创测量血压的原理。

（2）掌握用无创血压测量传感器检测人体血压的方法。

（3）熟悉信号的处理、放大、传输过程。

【实验器材】

Pclab-800 嵌入式生物医学电子实验箱、无创血压测量传感器、示波器。

【实验原理】

1. 血压测量原理

血压指的是动脉血管中脉动的血流对血管壁产生的侧向垂直于血管壁的压力。主动脉血管中垂直于管壁的压力的峰值为收缩压（SBP，P_s），谷值为舒张压（DBP，P_d）。示波法测量血压的过程与传统的柯氏音法是一致的，都是先将袖带加压，直至阻断肱动脉血流，然后缓慢减压，其间手臂中会传出声音及压力小脉冲。柯氏音法是依靠人工听音来识别手臂中传出的声音，并判读出收缩压和舒张压。而示波法则是靠仪器来识别从手臂中传到袖带中的小脉冲，并加以分析计算，从而得出血压值。目前电子血压计产品，绝大部分都是基于这个方法来测量血压。

本实验采用示波法测量血压，所用的血压计由气球、袖带、压力传感器和采集器等组成。袖带的橡皮囊有二支气管，分别与气球和压力传感器相连，三者形成一个密闭的管道系统。配套传感器为无创人体血压测量传感器。测量血压时，先用气球向缠缚于上臂的袖带内充气加压，压力经软组织作用于肱动脉，从而阻断动脉血流。当所加压力高于心收缩压力时，由气球缓慢向外放气，袖带内的压力随之下降。当袖带内的压力等于或稍低于心缩压时，随着心缩射血，血液即可冲开被阻断的血管形成涡流，用压力传感器检测压力的交流部分便可测出脉搏信号。然后由计算机分析并计算出收缩压和舒张压。

图 21-1 显示了示波法测血压时压力传感器测得的脉搏波形和压力值之间的对应关系。当袖带压力 P 远高于收缩压 P_s 时，肱动脉血流阻断，脉搏波消失。随着袖带压力下降，脉搏开始出现。当袖带压力从高于收缩压下降到收缩压 P_s 以下时，脉搏波会突然增大，且在平均压 P_m 时幅值达到最大，然后脉搏波又随着袖带压力下降而衰减。测量血压时，将图 21-1 中的脉搏波拾取出来，再将其峰值连成曲线，即可得出包络线。

脉搏波最大幅值 U_m 对应的是平均压 P_m，收缩压 P_s 和舒张压 P_d 分别由对应脉搏波最大幅值的比例来确定。

收缩压的确定：在放气过程中脉搏波幅度包络线

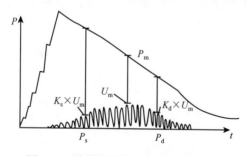

图 21-1　脉搏波形及压力值对应关系图

的上升段,当某一个脉搏波的幅值 U_i 与最大幅值 U_m 之比 $U_i / U_m = K_s$ 时,就认为该脉搏波对应的袖带内压力值 P 为收缩压 P_s。即 $P_s = P \mid U_i = K_s \times U_m$。

舒张压的确定:在脉搏波幅度包络线的下降段,当某一个脉搏波的幅值 U_i 与最大幅值 U_m 之比 $U_i / U_m = K_d$ 时,就认为该脉搏波对应的袖带内压力值 P 为舒张压 P_d。即 $P_d = P \mid U_i = K_d \times U_m$。

一般收缩压的幅度系数为 0.46~0.64,舒张压的幅度系数为 0.43~0.73。图 21-2 为实际的脉搏波形图。

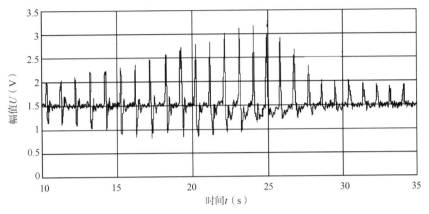

图 21-2 血压测量脉搏示意图(排气过程中的脉搏波)

此外,在测量血压的同时还可测得心率。心率指心脏每分钟搏动的次数,由于心脏与脉搏搏动一致,所以测定心率的关键就是判断脉搏波的峰值,然后根据一定时间内有多少个脉搏波即可计算出心率。

2. 血压测量电路结构

图 21-3 所示为本实验采用示波法测量血压值的电路结构图,这里采用压力传感器同时测量脉搏波形以及瞬时电压值。通过压力传感器测得袖带内压力信号后,将分成两路进行处理,第一路信号经过放大、低通滤波、二级放大到模拟开关,得到压力转换后的准确电压值,另一路信号经过放大、高通滤波、二级放大到模拟开关,得到微弱脉搏信号波形。两路信号经过模拟开关快速切换后,同时进采样,并在液晶屏上显示。

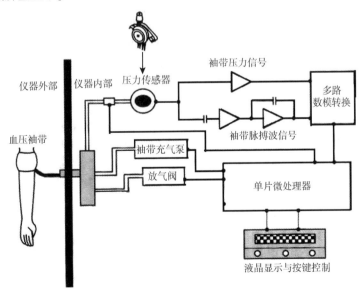

图 21-3 血压测量电路结构图

3. 信号的采集及处理

本实验所选用的压力芯片为 mpx2050d,其最大量程 50kPa,在最大压力输入时输出 40mV 信号。信号将由差动放大电路采集进本系统,其中包含了有效的压力信号及脉动的脉搏波信号,同时也含有大量的杂波和干扰。因此还需要分离出变化缓慢的压力信号和相对较快的脉搏波信号,因此将对信号分两路进行处理。第一路是变化缓慢的压力信号。对于变化缓慢的压力信号,我们将其视为直流信号,只需将脉动信号处理掉,故采用二阶低通滤波来去除杂波并保留变化缓慢的压力信号。第二路是脉动的脉搏波信号。要获得脉动信号,就需要从原信号中剔出变化缓慢的直流分量,因此应用有源二阶高通滤波,从而得到脉动信号,但是寄生在直流信号上的脉动信号很微弱,因此我们应用电压放大器对信号进行放大和缓冲。经过前面的处理,已大致能看出我们需要获取的信号波形,但是还存在一定的高频干扰,因此进一步加入有源二阶低通滤波来滤除这部分高频干扰。此外,如果输出受 50Hz 工频干扰严重,还可以进一步加入 50Hz 工频滤波。

由于本电路有两路信号输出,而实验箱的单片机只能采集一路信号,因此应用模拟开关来完成两路信号的输入,并通过单片机的选通控制来区分信号来源。电路的输出信号被送至模数转换器,经模数转换后送至单片机 ATmega128 处理,最后送至 LCD 显示,或通过串行口连接到计算机,在计算机显示屏界面上显示出信号波形。

【实验步骤】

(1)安装功能板。把人体血压功能板通过上下两个板间插件固定在主电路板上,此时电源线和信号输出线都通过上下两个板间插件和主板连接在一起。

(2)连接血压功能板上的 T3 和 T1 插孔,连接 T2 和 T1 插孔,连接 T5 和 T4 插孔。

(3)将袖带绕在试验者上臂并绑紧。缠缚袖带要展平,使上臂、心脏和压力传感器,尽量保持在同一水平上。袖带有两条通气软管,任选一个通气软管接上压力球以便充气,剩余的一条通气软管则接上压力传感器的进气口(即为靠近带标签面一侧的插孔),以检测压力值。

(4)把血压传感器插头接到实验箱的输入端 J15 插座上。接通实验箱电源,并通过串行口连接到计算机。

(5)在显示界面上选择"血压检测"项目,进入血压信号显示界面。

(6)点击"采样",血压传感器所测得的波形就可以在计算机屏幕上显示。波形显示区包括两条曲线,分别为脉搏曲线(单位为 V)以及压强曲线(单位为 mmHg)。调节血压功能板上的 PR01、PR02 电位器,调整波形曲线的偏移量,使两条曲线重合。至此完成校准,点击"停止采样",并清空数据。

(7)试验者处于静坐状态下。点击"采样",开始正式测量。

(8)向绕在试验者手臂上的袖带充气加压,阻断动脉血管。

(9)放气时不要过快,以袖带先前压力的 10% 为阶梯步长逐渐放气减压。观察波形,可以看到压力的下降引起脉搏波动幅度的增大,脉搏波动幅度达到最大之后,随着压力的下降,脉搏波动幅度开始逐渐减小,当减小到最大幅值的 0.6 倍后,可以认为袖带内压力已低于舒张压,此时可以将袖带内的气体全部快速放掉。随后点击"停止采样"。这样我们就采集到一组完整的实验波形。

(10)点击"横向缩放",从而将一组完整的实验波形压缩到一个屏幕内。

(11)点击"收缩压",再按住鼠标左键,在"波形显示区"选择一段完整的实验波形段,软件会自动拟合计算并显示"收缩压"。

(12)同样方法,点击"舒张压",再按住鼠标左键,在"波形显示区"选择一段完整的实验波形段,软件可自动计算出"舒张压",同时得到"平均压"。

(13)完成十次人体血压测试,将数据记录于表 21-1 中。

【数据记录与处理】

表 21-1　血压检测记录表

次数 项目	收缩压(mmHg)	舒张压(mmHg)	平均压(mmHg)
1			
2			
3			
4			
5			
6			
7			
8			
9			
10			
平均值			

【注意事项】

(1) 一定要在实验箱断电情况下拔、插血压功能板。

(2) 在缠缚袖带时,袖带要展平,且试验者上臂、心脏和压力传感器,尽量保持在同一水平上。

(3) 压力传感器区分进气口及出气口,其中靠近传感器铭牌(标签)一侧的接口为进气口。

(4) 测量时试验者应处于静止状态下。

(5) 测量时放气不要过快,否则将出现较大的误差。

【思考题】

(1) 分析影响人体血压检测的因素。

(2) 如何提高检测稳定性。

实验二十二　呼吸信号检测

【实验目的】

（1）了解呼吸波形。

（2）掌握腹带式呼吸传感器的使用方法。

（3）掌握呼吸信号的波形处理方法。

【实验器材】

Pclab-800 嵌入式生物医学电子实验箱、腹带式呼吸传感器、示波器。

【实验原理】

本实验的配套传感器为腹带式呼吸型传感器，传感器直接把呼吸信号转换为相应的电信号。所得电信号还需要经过放大、滤波及一系列相应处理。

首先，信号的采集及放大。传感器所得的电信号由 AD620R 芯片采集进本系统并进行放大。

其次，信号中杂波的处理。采集进本系统的信号含有大量的中、高频杂波和干扰，且都经过了放大。因此还需进一步把这些杂波去除掉。这里应用二阶低通滤波去除杂波。

第三，信号的二级放大。呼吸信号经过 AD620R 初级放大后得到的波形还是比较微弱，因此进一步进行第二级放大，因为已经进行了低通滤波，所以得到的二级放大后的波形就是我们需要得到的波形。此处的二级放大倍数是可调的。

第四，完成 50Hz 工频滤波、A/D 转换后送 LCD 实时输出。

【实验步骤】

（1）安装呼吸功能板。把呼吸功能板通过上下两个板间插件固定在主电路板上。此时电源线和信号输出线都通过上下两个板间插件和主板连接在一起。

（2）接通电源，功能板上工作指示灯点亮表示功能板正常工作。

（3）在不接传感器的情况下，把示波器探头的一端与呼吸功能板上的 P8 接头相连，另一端接 GND。观察示波器显示的信号。若信号不在"0V"，则调节调零电位器，同时观察示波器显示的信号的变化，直至将将示波器所示的信号调至"0V"。随后关闭电源并取下示波器的探头。

（4）用导线把呼吸功能板上的 P2 和 P3 插孔连接起来，对信号进行低通滤波。本处使用的是频率为 10Hz 的有源二阶低通滤波器，只通过 10Hz 以下的低频信号。

（5）将呼吸功能检测扎带捆绑于受试者腹部，受试者于静坐（或平躺）状态下进行检测。

（6）接通电源。进一步通过串行口连接到计算机，在软件显示界面上选择"肺功能信号采集"项，进入呼吸信号显示界面。

（7）点击"采样"，即可在计算机显示屏上观察到呼吸传感器所测得的信号波形。

（8）停止采样后，点击"横向缩放"将一组完整的实验波形压缩到一个屏内。

（9）按住鼠标左键并拖动，在"波形显示区"选择一段实验波形，随后点击计算图标，软件会自动拟合计算并显示出"最大通气量""呼吸频率""呼吸时比"等参数。

（10）重复测量十次，将相关数据记录在表 22-1 中。

【数据记录与处理】

表 22-1　呼吸检测记录表

内容 次数	最大通气量(mL)	呼吸频率(次/分钟)	呼吸时比(%)
1			
2			
3			
4			
5			
6			
7			
8			
9			
10			
平均值			

【注意事项】

（1）一定要在实验箱断电状态下拔、插呼吸功能板。

（2）呼吸功能检测扎带捆绑于受试者腹部。

【思考题】

（1）分析影响人体呼吸功能检测的因素。

（2）如何提高呼吸功能检测稳定性。

附　表

附表1　在20℃时常用的固体和液体的密度

物　　质	密度/(kg·m⁻³)	物　　质	密度/(kg·m⁻³)
铝	2699	水银	13 546
铜	8960	钢	7600~7900
铁	7874	冰(0℃)	880~920
银	10 500	甲醇	792
金	19 320	乙醇	789
钨	19 300	乙醚	714
铂	21 450	甘油	1260
铅	11 350	蜂蜜	1435

附表2　水的表面张力系数 α（与空气接触）

温度(℃)	$\alpha(10^{-3}N\cdot m^{-1})$	温度(℃)	$\alpha(10^{-3}N\cdot m^{-1})$	温度(℃)	$\alpha(10^{-3}N\cdot m^{-1})$
0	75.62	15	73.48	22	72.44
5	74.90	16	73.34	23	72.28
10	74.20	17	73.20	24	72.12
11	74.07	18	73.05	25	71.96
12	73.92	19	72.89	30	71.15
13	73.78	20	72.75	50	67.90
14	73.64	21	72.60	100	58.84

附表3　液体的表面张力系数 α（20℃与空气接触）

液　体	$\alpha(10^{-3}N\cdot m^{-1})$	液　体	$\alpha(10^{-3}N\cdot m^{-1})$
煤油	24.0	水银	513.0
肥皂溶液	40.0	甲醇	22.6
蓖麻油	36.4	乙醇	22.0
甘油	63.0	乙醇(0℃)	24.1

附表4　常用光源的谱线波长 λ　　　　　单位:nm

He	Ne	Hg
706.5 红	650.6 红	623.4 橙
667.8 红	640.2 橙	579.1 黄
587.6 黄	638.3 橙	577.0 黄
501.6 绿	626.6 橙	546.1 绿
492.2 绿蓝	621.8 橙	491.6 绿蓝
471.3 蓝	614.3 橙	435.8 蓝

He	Ne	Hg
447.1 蓝	588.2 黄	407.8 蓝紫
402.6 蓝紫	585.2 黄	404.7 蓝紫

Na	Li	Kr
589.6 D$_1$ 黄	670.8 红	587.1 黄
589.0 D$_2$ 黄	610.4 橙	557.0 绿

He-Ne 激光	H	Sr
632.8 橙	656.3 红	640.8 橙
	486.1 绿蓝	638.6 橙
	434.0 蓝	406.7 蓝紫
	410.2 蓝紫	

附表5　互补色表

溶液颜色	滤色片	从滤色片透出的光波波长(nm)
绿色带黄	青紫	400~435
黄	蓝	435~480
橘红	蓝色带绿	480~490
红	绿色带蓝	490~500
紫	绿	500~560
青紫	绿色带黄	560~580
蓝	黄	580~595
蓝色带绿	橘红	595~610
绿色带蓝	红	610~750

附表6　某些物质相对于空气的折射率 n（入射光为 D 线 589.3nm）

物　质	n	物　质	n
水(18℃)	1.333 2	二硫化碳(18℃)	1.6291
乙醇(18℃)	1.362 5	方解石(寻常光)	1.6585
冕玻璃(轻)	1.515 3	方解石(非常光)	1.4864
冕玻璃(重)	1.615 2	水晶(寻常光)	1.5442
燧石玻璃(轻)	1.608 5	水晶(非常光)	1.5533
燧石玻璃(重)	1.751 5		

附表7　一些药物的旋光率$[\alpha]_D^{20}$　　　　单位:°/$[dm \cdot (g/cm^3)]$

药　名	$[\alpha]_D^{20}$	药　名	$[\alpha]_D^{20}$
葡萄糖	+52.5~+53.0	维生素 C	+21.0~+22.0
蔗糖	+65.9	薄荷脑	-50.0~-49.0
乳糖	+52.2~+52.5	茴香油	+12.0~+24.0
樟脑(醇溶液)	+41.0~+43.0	氯霉素(无水乙醇)	+18.5~+21.5
山道年(醇溶液)	-175.0~-170.0	氯霉素(乙酸乙酯)	-22.5